# 건강과 氣功

명지사

## 머 리 말

선도(仙道)에는 세 가지의 줄거리가 있다. 그것은〈양생술(養生術)〉과〈신선술(神仙術)〉, 그리고〈도가사상(道家思想)〉이다. 이것들은 현재〈선도〉라고 하는 행법체계로 통일되어 있으나, 역사적으로는 기원이나 근거도 다르며 별도로 발달된 것이다.

이 세 가지 중 제일 오래 전부터 발달한 것이〈양생술〉로서 여기에는 도인(導引), 복기(服氣), 벽곡(辟穀), 식이(食餌), 방중(房中) 등의 여러 행법이 내포되어 있으며, 주로 육체의 불로장생을 목적으로 하는 기법들이다.

〈신선술〉은 양생술과는 달리 육체의 불사영생을 목적으로 하여 출발한 행법군(行法群)으로, 무술(巫術)이나 주술(呪術)에서 더 나아가 단약(丹藥)이나 금단(金丹)의 제조, 그리고 불사체(不死體)의 육성으로 발전되었다.

〈도가사상〉은 노자(老子)를 시조로 장자(莊子), 열자(列子), 회남자(淮南子) 등 소위 도가라 불리어지는 사상가들이 주장하는 처세철학(處世哲學)이다.

이처럼 이 세 가지는 각각 별도로 발달하여 그 기법 또는 계열이 다르지만, 오랜 역사의 흐름 속에서 현재 〈선도〉라고 하는 하나의 행법체계에 통합된 것은 이 세 가지 중에 공통되는 요소가 있었기 때문이다. 그 요소란 '죽음을 부정하고 삶을 최대한도'까지 추구하는 의욕이다.

 이 의욕은 20세기 후반인 현재에도 적용된다. 아니, 현재에 있어서는 과거 어느 시대보다 더욱 중요한 과제가 되었다.

 현대 문명은 일견, 인간 능력의 가능성을 확대시킨 것으로 보여지지만, 실제로 확대된 것은 물질의 힘과 자본의 힘이며, 인간 그 자체의 능력은 역으로 한정되어, 인간의 자연성은 말살되어 가고 있다.

 이제는 규격인간(規格人間), 기계인간으로 몰락되어 가는 인간을 자연인간으로 되돌려 세워서, 풍부한 인간성과 무한의 생명력을 개발하여 참된 삶의 기쁨으로 넘치는 인간을 확보하는 것이 현대인 한 사람 한 사람에게 부과된 책임이어야 한다. 이러한 시기에 참된 삶을 추구하는 〈선도〉가 커다란 역할을 다할 것은 의심할 여지가 없다.

 저자는 앞서 「현대에 사는 선도」 및 「기적의 기공(氣功)」 등 두 권을 출간하여, 주로 양생술에 속하는 행법의 대요를 소개하였다. 다행히 많은 사람들로부터 최대의 지지를 받아 현대인의 건강과 장생에 다소나마 공헌하게 된 것은 저자로서 더 없는 기쁨이었다.

 그러나 선도를 논함에 있어 〈양생술〉과 더불어 3 요소인

〈신선술〉과 〈도가사상〉을 제외할 수가 없다.
　원래 신선술은 일종의 신비적 또는 마술적 행법으로 식자층으로부터 경원되기 일쑤였다. 그러나 그것은 무술이나 주술, 또는 초능력적인 술법이 신선술의 전부라고 오해되어 온 것뿐이며, 신선술의 진가는 결코 황당무계한 것이 아니고, 과학적으로나 현실적으로 많은 가치가 있는 행법인 것이다.
　또한 도가사상에서도 현재 문학적 또는 철학적 가치를 높이 평가받고 있으나, 행법으로서의 가치가 많이 간과되어 있는 것은 참으로 애석한 일이다.
　그러므로 이 책에서는 차라리 〈선도〉의 주류인 신선술 계통의 행법을 주체로, 여기에 도가의 사상을 첨가하여 인간의 본질, 생명의 가능성을 해명해 가며, 질병과 죽음, 환경이나 운명을 초월해서 '삶의 기쁨' '참된 삶의 방식을 확보'하기 위한 여러 가지 행법을 소개하고자 한다.
　이 책으로 현대에 사는 많은 사람들이, 매연으로 뒤덮인 대도시에 맑고 푸른 하늘이 되돌아오듯이, 현대문명의 허구 속에 점차 상실되어 가는 인간성을 회복하여 사는 즐거움을 재발견할 것을 간곡히 염원하는 바이다.
　더욱이 이 책은 학술서나 설교서적이 아니며, 어디까지나 실천으로 각자의 참된 삶을 실현할 것을 목적으로 한 행법 지침서이다. 그러므로 이론이나 기법이 현대인 일반에게 쉽게 이해되며, 또한 누구나 쉽게 실천할 수 있도록 각별한 주의를 기울였다. 그러나 용어에 익숙하지 않은 한자나 숙어가 있을 것이다.

이것은 선도의 전통을 존중한 것으로, 독자들이 언젠가 선서(仙書)에 접할 기회가 있을 때 편리를 도모하기 위한 것이니, 이 점 미리 양해해 주기 바란다.

저 자

## 차 례

머리말 ················································································· 3

### 제 1 장 진  생(眞生)

1. 진생의 탐구 ······················································· 13
   삶의 와중에 있으면서 죽어가고 있다 ················· 13
   삶을 선하게 하는 것은 죽음을 선하게 하는 까닭 ······ 15
   인간이 반드시 죽는다는 것은 실증되지 않았다 ······ 19
   "일하지 않는 자는 먹지 말지어다"는 거짓 ·············· 21
   선인(仙人)이란 진생(眞生)을 실현한 사람이다 ········ 23
   초능력(超能力)은 진생실현(眞生實現)을 방해한다 ···· 27
2. 수진삼법(修眞三法) ············································ 30
   진생실현을 위한 세 가지 조건 ························· 30
   식천법(識天法)의 하나는 성전(聖典)의 심독(心讀) ··· 31
   자연 속에서 진리를 알아냄 ······························ 33
   신천(信天)과 신앙의 차이 ································· 36
   신천(信天)은 신념의 마술이 아니다 ···················· 38
   법천(法天)은 실행하는 것 ································· 40
   선도(仙道)의 행법은 법천의 길 ·························· 42
   삼법(三法)은 순환되어 행복을 낳는다 ·················· 44
3. 성명쌍수(性命雙修) ············································ 47
   정신과 육체는 대립하는 요소인가 ······················ 47
   정신[靈魂]은 육체의 사후에도 존재하는가 ············ 49
   고대 중국에 있어서의 불사탐구(不死探究) ············ 51
   우주생성(宇宙生成)의 원리 ································· 53

만물생성(萬物生成)의 과정과 신(神)·기(氣)·정(精) ················· 56
칼마(Karma)의 법칙으로부터의 탈출 ···························· 59
정신 훈련과 육체 훈련은 병행할 것인가 ······················· 61
성명쌍수의 참뜻 ····························································· 63

## 제 2 장 연　단(煉丹)

1. 연단술(煉丹術)에서 연단법(煉丹法)으로 ······················· 66
   신비의 베일에 싸인 연단(煉丹)의 비법 ······················· 66
   베일 벗은 연단술(煉丹術) ············································ 68
   행법〔煉丹法〕으로 이행된 연단술(煉丹術) ··················· 71
   비전(秘傳)—법(法)과 결(訣) ········································ 73
   연단(煉丹)은 정(精)의 연성(煉成) ································ 76
   인체의 삼단전(三丹田) ················································· 78
2. 연단(煉丹)의 기법(技法) ············································· 81
   정좌(靜坐)의 자세 ······················································· 81
   호흡의 종류와 조식(調息) ············································ 84
   복식호흡(腹式呼吸)과 그 훈련법 ·································· 87
   조식(調息)의 원칙〔細, 長, 深, 均〕······························ 89
   조식(調息)의 두 가지 법—무화(武火)와 문화(文火) ····· 92
   진아(眞我)의 발견은 무익한 노력 ································ 94
   감각(感覺)의 정지—회광반조(回光返照) ······················ 96
   무화(武火), 문화(文火)의 묘용(妙用)에 의한 단의 결성 ········ 99
3. 연단(煉丹)의 연구 ······················································ 102
   상사(上士)는 도(道)를 3군(軍)에서 얻는다 ·················· 102
   잡념(雜念)을 어떻게 처리하는가 ·································· 104
   혼침(昏沈 ; 잠)을 방지하려면 ····································· 106

내경(內景)과 마경(魔境) ································ 108
　　누워서 하는 연단(煉丹)의 연구 ························ 111
　　태극권(太極拳)과 참춘연법(站椿煉法) ················ 113
　　연단(煉丹)은 보신(補身)의 법 ························· 116

### 제3장 환　단(還丹)

1. 환단의 첫번째 착수─지루(止漏) ······················· 119
　　환단의 개념─기화(起火)에서 육양(育陽)으로 ······· 119
　　성행위(性行爲)와 지루(止漏) ·························· 121
　　백호(白虎)를 잡는다─유정 방지법(遺精防止法) ···· 124
　　크다고 좋은 것인가─마음장상(馬陰藏相) ············ 126
　　혼돈(渾沌)의 죽음─보면서 보지 않고, 들으면서 듣지 않는다 ········ 128
2. 옥액환단(玉液還丹)─통관(通關) ······················· 131
　　〈음교(陰蹻)〉를 사수하라 ······························ 131
　　적룡(赤龍)을 자른다─여자의 수법(修法) ············ 133
　　양화(陽火)의 통로─기경팔맥(奇經八脈) ············· 135
　　전규(展竅)라는 것 ········································ 138
　　〈하차통관(河車通關)〉 ·································· 141
　　미려(尾閭)에서 협척관(夾脊關)으로─목욕 ··········· 143
　　진양화(進陽火)와 퇴음부(退陰符)─하차(河車)의 통로 ········ 145
3. 환단(還丹)의 연구와 금액환단(金液還丹) ············· 148
　　통관(通關)을 돕는 도인법과 자동공법(自動工法) ··· 148
　　가통관(假通關)과 진통관─주천법(周天法) ··········· 150
　　진통관과 마음장상(馬陰藏相) ·························· 153
　　도(道)는 순간이라도 떠나서는 안 된다 ··············· 155
　　환단(幻丹)을 형성시키지 말라 ························· 157

현관개규(玄關開竅)-금액환단의 현상 ················· 159
백은 선사(白隱禪師)와 연수의 법 ···················· 161
백정구주(白井鳩州)의 혁기술(赫氣術) ················ 163

## 제 4 장 환　허(還虛)

1. 출신(出神)의 단계 ································· 166
　출신이란 무엇인가 ································ 166
　닭이 알을 품듯이-지화(止火) ····················· 168
　태식(胎息)에 관하여 ······························ 170
　태식(胎息)은 진식(眞息)의 극치이다 ··············· 172
　양신(陽神)과 음신(陰神) ·························· 174
　출신(出神)의 시기-삼화취정(三花聚頂) ············ 176
2. 연신환허(煉神還虛) ······························· 178
　정신과 육체의 합일-법신(法身) ··················· 178
　연신(煉神)의 과정 ································ 180
　초능력 개안(開眼)-육구신통(六具神通) ············ 182
　유체(幽體), 영체(靈體)와 법신(法身 ; 精體) ········ 184
　영혼(靈魂)과 양신(陽神) ·························· 187
3. 연허합도(煉虛合道) ······························· 189
　허실(虛室), 백(白)을 낳는다 ······················ 189
　면벽구년(面壁九年)-도(道)와 합체(合體) ·········· 191
　시해(尸解)란 어떤 것인가 ························· 193
　시해(尸解)와 해탈(解脫)-그 방법 ················· 196
　사지(死地)에 임하여 태연자약 ····················· 197
　선인(仙人)은 죽지 않는다-백일승천(白日昇天) ····· 199
4. 무위자연(無爲自然) ······························· 202

하늘에서 떨어진 구미 선인(久米仙人) ·············· 202
위(爲)와 무위(無爲) ································· 204
우주의 4대(四大)와 인간의 행위 ················ 206
화광동진(和光同塵) ································· 208
나에겐 삼보(三寶)가 있다 ························· 210
아침에 도를 깨닫고 ································· 212

## 제 5 장 신　아(神我)

1. 무위(無爲)의 법 ···································· 214
　무위자연(無爲自然)의 수단 ······················ 214
　절념법(絶念法)의 기법 ···························· 216
　자동권법(自動拳法)과 치료법 ··················· 219
　움직이지 않을 수 없는 것으로 한다 ·········· 221
　노하지 않을 수 없게 된 노함 ··················· 223
2. 신아현현법(神我顯現法) ·························· 227
　인간은 생각하는 갈대이다 ······················· 227
　반규(盤珪)를 괴롭힌 〈명덕(明德)〉 ············ 229
　2개의 자기−진아(眞我)와 위아(僞我) ········· 231
　나는 이미 신아(神我)이다 ······················· 234
　〈나〉는 신아(神我)의 현현체(顯現體) ·········· 236
　의식(意識)의 전환법 ······························· 238
　감각(感覺)을 과신하지 말 것 ··················· 240
　신아(神我)에서 나온 위력(偉力) ················ 243
3. 전일관(全一觀) ···································· 246
　인간은 우주의 일부분 ···························· 246
　의식(意識)은 하나 ································· 248

3·1의 법 ………………………………………………………… 250
사랑이란 무엇인가 …………………………………………… 253
사랑의 표현 …………………………………………………… 255

## 제 6 장 선　계(仙界)

1. 만물일체(萬物一體) ………………………………………… 258
　우주(宇宙)에는 무수한 세계가 있다 …………………… 258
　사는 세계는 선택할 수 있다 …………………………… 260
　선과 악은 같은 것 ………………………………………… 262
　선도(仙道)란 버리는 것이다 …………………………… 265
　대립감(對立感)을 없애려면 ……………………………… 267
　일체감을 얻는 방법 ……………………………………… 268
　신아(神我)로 만물을 본다 ……………………………… 270
2. 선계(仙界)와 속계(俗界) ………………………………… 273
　무용(無用)의 용(用) ……………………………………… 273
　속계(俗界)에서 하지 않으면 안 되는 것 ……………… 275
　실상파동(實相派動)과 상념파동(想念派動) …………… 278
　행(行)이란 무엇인가─행업일치(行業一致) …………… 280
　일상 업무와 행 …………………………………………… 283
　선계(仙界)의 하루 ………………………………………… 284
　뜻하지 않았던 손님 ……………………………………… 287
　밤에 선계(仙界)에서 노닌다 …………………………… 288
　유토피아─선계의 현전(現前) …………………………… 291

# 제 1 장 진　생(眞生)

## 1. 진생의 탐구

삶의 와중에 있으면서 죽어가고 있다 - 그리스도

　지금으로부터 수년 전의 일이지만, 나는 다음과 같은 체험을 하였다.
　어느 날 시내를 걷고 있노라니, 보도와 차도 사이에 한 노파가 웅크리고 앉아 있었다. 차도에는 자동차가 끊임없이 달리고 보도에도 사람의 통행이 많았으나, 모두 모른 체 지나가 버렸다. 나도 처음에는 별로 신경을 쓰지 않고 있었으나 가까이 다가가서 얼굴을 들여다보았더니, 노파는 창백한 얼굴로 매우 고통스럽게 헐떡이고 있었다.
　내가 귀에다 대고, 할머니 왜 그러세요, 라고 물었더니, 몸이 이상하여 병원에 가려고 여기까지 왔는데 갑자기 고통스러워졌다며, 숨이 끊어질 듯이 대답했다.

나는 얼른 자나가는 차를 세우려고 손짓했으나, 차는 한 대도 서 주지 않았다. 할 수 없이 지나가는 사람더러 전화로 구급차를 빨리 불러 달라고 부탁했지만, 바쁘다든가 가까운 곳에 전화가 없다며, 그냥 지나쳐 버리는 것이었다.

나는 지금도 구급차의 사이렌 소리를 들을 때마다 그때의 일이 회상되어 마음이 아파진다.

교통사고로 하루에 몇백 명의 사람이 죽어가도, 공해(公害)로 인하여 수만 명의 사람들이 불치병으로 쓰러져도, 자기와는 관계 없는 일이며, 어쩔 수 없는 문명의 희생자라고 무관심하는 것이 현대인이다. 남의 생사에 무관심하다는 것은 동시에 자기의 생사에도 무관심하다는 것이다.

자기의 죽음에 무관심한 사람은 없겠으나, 이것이 본능적으로 죽음을 두려워하기 때문이며, 철저하게 죽음이라는 문제를 생각하는 사람은 적을 것이다. 죽음을 생각하지 않는다는 것은 삶을 생각하지 않는 것과 같은 것이다.

언젠가 나는 개인적인 용무로 옛 친구가 사장인 큰 회사를 방문한 적이 있다. 사장은 부재중이었으나, 비서가 나타나서 스케줄을 살펴본 뒤, 약 2개월 후의 어느 날 오후 2시부터 15분간을 나의 시간으로 정해 둔다는 것이었다.

물론 나는 그와 같은 배려를 정중하게 사양하였다. 그러던 중 모처에서 그 친구를 우연히 만나게 되어, 너는 자기 시간이 그렇게도 없느냐 물었더니, 그는 이렇게 말하는 것이었다. 아침 8시부터 저녁 11시경까지는 비서가 정해 주는 스케줄에 따라 움직이므로 어쩔 수 없다고. 정치가나 회사

간부도, 관리나 회사원도, 그것이 나라를 위한다든가 회사를 위한다는, 또는 개인의 생활 때문이라 하여, 여가도 바라지 못하며 만들어진 레일 위를 기계적으로 달리고 있는 것이다. 남의 생사는 물론, 자기 자신의 생사마저 관심을 가질 수 없는 것도 무리가 아니다.

그렇지만 이것이 진정한 인간의 삶의 방식이라 할 수 있을까. 지위나 물질은 얻어낼 수 있지만, 그것으로 삶의 기쁨을 얻을 수 있을까. 삶의 기쁨은 결과가 아니며, 과정에 있기 때문이다.

인생의 과정을 물건처럼 벨트 컨베이어르 실어나르며, 로보트처럼 원격 조정으로 움직여질 때, 생명의 자유로운 발현은 있을 수 없으며, 사는 즐거움이 있을 리 없는 것이다. 무표정, 무관심, 무감동으로 오로지 타성적으로 살아가는 상태는 예수 그리스도의 "삶의 와중에 있으면서 죽어가고 있다"고 하는 말과 부합되는 것이다.

체제가 나쁘다, 문명의 상태가 잘못 되어 있다고 하기에 앞서, 우선 한 사람 한 사람이 자기의 생활 방식을 반성하고, 용기를 가지고 자유로이 즐거운 삶의 방식을 추구해야 할 것이다.

　　**삶을 선하게 하는 것은 죽음을 선하게 하는 까닭─**
　　　　　　　　　　　　　　　　　　　　장자(莊子)

인간인 이상 누구든 죽음을 싫어한다. 그러나 죽음을 두려워하는 것이 인간의 본능이라 해도, 그것은 살아 있다는 것이 즐거운 것이기 때문이 아닐까. 만일 살아 있는 것이 견디기 어려울 정도로 괴롭다든가 장래 아무런 희망도 없다면, 필경 스스로 죽음을 택하든가 자살하지는 않더라도 죽고 싶다고 생각할 것이다.

현재 우리나라에는 누워 지낼 수밖에 없는 노인이 수십만 명이나 된다고 한다. 그 밖에도 혼자 사는 노인이나 돌보지 않는 사람 등을 계산해 보면, 몇백만도 될 것이다. 이 사람들 중에 좀더 오래 살고 싶다고 바라는 사람은 과연 몇 명이나 될까?

고대 중국 민족은 비교적 삶에 대한 집착이 강한 민족이라 일컬어지고 있다. 이미 5천 년 전부터 오래 살기 위한 여러 가지 기술이 고안되어 왔으나, 단순히 오래 사는 것이 아니라, 언제까지나 늙지 않고, 영원히 살 수 있는 방법은 없을까 하는 탐구까지 하게 되었다.

소위 〈불로불사(不老不死)〉의 탐구이다. 그것을 세계 어느 민족보다 열심히, 끈질기게 추진시켜 지금으로부터 2,500년 쯤 전부터 구체적으로, 어느 정도 과학적으로 연구가 시작되어 상당한 성과를 거두게 되었다.

지금부터 2,500년 전이라면, 춘추전국시대(春秋戰國時代)라고 하는 전란의 시절이다. 약 500년이라는 긴 세월, 중국 전토는 피로 피를 씻는 처참한 전란의 도가니로 화해 버렸다.

거기에 곁들여 가중되는 기아 때문에, 민중은 도탄의 밑

1. 진생의 탐구   17

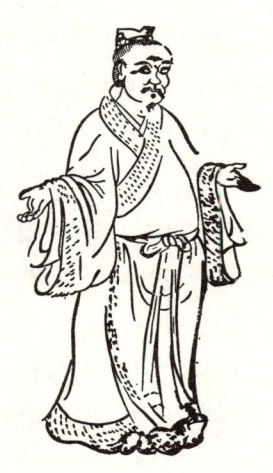

莊 子

 바닥으로 빠져, 살고 싶은 욕망마저 상실할 지경이었다는 것은 역사가 말해 주고 있다.
 이와 같은 비참한 생존 조건에도 불구하고, 불로불사의 염원이 민중 사이에 불타고 있었다는 것은, 대체 무엇을 의미하는 것일까?
 우리의 체험으로도, 제2차 세계대전 말기나 6·25동란 때 보리죽을 먹고 개떡을 씹으며 불안에 떨면서 겨우 살아 있던 시절을 생각해 보면 마치 악몽 같은 생활이었다.
 그러나 죽고 싶다는 생각은 없었으며, 또 자살하는 사람도 없었다.

 전쟁 후 식량난의 시대에는, 몇 개의 호박을 구하려고 수십 킬로를 자전거로 달려가고, 얼마 안 되는 쌀이나 밀을 구하려고 농촌을 헤매며 큰 고생을 했었다. 그렇지만 감자 냄새나는 찌게미술 한 잔을 즐기며 기운차게 나날을 지내 왔던 것이다.

 사는 보람이나 사는 즐거움이라는 것은, 물건이 풍부하다든가 돈이 있다든가 하는 편리한 외부 생활 조건에서 생겨나는 것이 아니라는 것을 알 수 있다.

 외부 조건 여하에 관계 없이 생명이 기운차게 발현될 때, 그곳에서 사는 보람, 사는 즐거움을 느끼는 것이다. 만일 생명이 충분히 발휘되지 못하면 아무리 생활 조건이 좋아도, 인간은 사는 기쁨을 맛볼 수가 없는 것이다.

 인간은 당연히 죽는 것으로 알고 있다면, 삶의 기쁨이라 해도 거품과 같은 덧없는 것이며, 오른쪽으로 가거나 왼쪽으로 돌아도 결국 종말에는 무덤밖에 없으며, 바람 부는 대로, 운명이 가는 대로, 사람이 어떻게 살 것인가 하는 까다로운 문제를 생각하는 것이야말로 바보스럽다 할 것이다.

 반대로 죽음이란 무엇이며, 불사(不死)는 없는 것일까 하고 열심히 죽음의 문제에 맞부딪치는 것은, 결국 불로불사를 달성하려면 어떻게 살 것인가, 현재의 생활 방식은 올바른 방식일까 라고 하는 진생(眞生)의 탐구에 지나지 않는 것이다.

 장자(莊子)는 "내가 삶을 선하게 하는 것은 내가 죽음을 선하게 하는 까닭이다"라고 했는데, 불사를 믿을 수 있을 때, 비로소 참된 삶의 기쁨을 알 수 있게 되는 것이다.

### 인간이 반드시 죽는다는 것은 실증되지 않았다

불로불사 등을 거론하면, 현대인은 비현실적인 꿈 이야기라고 비웃을 것이다. 살아 있는 자가 죽는 것은 당연하다고 말할 것이다.

그러나 잠시 기다려 주기 바란다. 그 "살아 있는 자가 죽는 것은 당연"하다는 결론은 어디에서 끌어낸 것인가. 그와 같은 논리가 성립된다면, "살아 있는 자가 죽는다는 것은 있을 수 없다"는 변명도 성립될 것이다. 왜냐하면 죽음이라는 현상은 과학적으로 해명되어 있지 않기 때문이다.

다만 육체의 기능이 정지한다는 사실이 인정된 것에 불과하며, 그것이 영원한 죽음인지 아닌지에 대해서는 아직 결정적 결론이 나와 있지 않는 것이다. 육체의 죽음에 한정하여 말할 때에도, 어느 시점을 죽음으로 단정할 것인가 하는 문제가 최근 의학계를 떠들썩하게 하고 있는 것이다.

심령과학(心靈科學)에서는 인체에서 나오는 엑트프라즘이라고 하는 가스 상태 또는 액체 상태의 둘질을 확인하여, 이것이 육체의 사후에도 존속한다는 것을 영매(靈媒)를 이용하여 실증하고 있다.

또한 영지학(靈智學)이라고 하는 학문 쪽에서는, 인체는 7개의 층(피지칼, 에텔, 애스트랄, 멘탈, 고잘, 니르바닉, 파라

닐바닉)으로 구성되어 있어, 그중에서 피지칼이라는 것이 소위 육체라고 하는 부분으로, 이것이 망가지면 다음의 에텔 이하 6개 층으로 되어 존속하며, 에텔이 망가지면 애스트랄 이하 5개층으로 되고, 이처럼 거의 영구적으로 생존해 나간다고 한다.

또한 서양철학에서는 예부터 육체는 없어져도 영혼은 영구불멸이라 했고, 불교 등에서도 윤회전생(輪廻轉生)이라 하여 인간은 한 번 죽어도 몇 번이고 되살아난다고 가르치고 있다. 기독교에서도 재생 또는 부활이라고 하여, 새로이 예수 자신이 십자가에 못박힌 지 3일 후 부활하고 있는 것이다.

요는 〈인간〉이 반드시 죽는다는 확증은 없는 것이다. 적은 실례에 지나지 않으나, 유령을 본 사람이 있으며, 히말라야 산 속에는 몇천년 몇백년이나 살고 있는 성자(聖者)들이 현존하고 있음을 일부 학자나 탐험가가 확인하고 있다.

그렇게 말하지만, 현실적으로 과거로부터 현재에 이르기까지 인류의 대부분은 죽고 있지 않는가 라는 것이 움직이지 않는 증거라고 할 것이다.

그것은 현재 우리들이 매일 숨쉬고 있는 더러운 공기를 가리켜, 이것이 공기라고 하는 것이다, 왜냐하면 우리들 주위에 그 더러운 공기가 충만해 있지 않는가 라고 하는 것과 같으며, 자기들이 마음대로 만들어낸 현상을 그 물건의 본질과 혼동한 그릇된 생각 방식에 지나지 않는다.

인간의 상념(想念)이란 파동(波動)이다. 개개인의 상념의 파동은 미미한 것이라 해도, 과거에서 현저에 이르는 전 인류의 대부분이 동일한 파동을 냄으로써 그 파동이 겹쳐 쌓여 지구를 감싸는 상층에 두터운 상념파동의 층을 형성시키고 있는 것이다. 파동은 강해지면 현상(現象)으로 구체화한다. 이렇게 하여 인간은 반드시 죽는다고 하는 상념의 파동은 지상 현상으로 나타나 있는 것이다.

죽음이라는 현상이 실존하는가 아닌가는 아직 분명히 정해지지 않았는데도, 함부로 자기들이 그 사실을 만들어내어, 사실이 움직이지 않는 증거로서 정해 버린 것이다. 그리하여 그것이 선입관으로 되며 상식으로 되어지는 것이다.

### "일하지 않는 자는 먹지 말지어다"는 거짓

인간은 반드시 죽는다는 것은 과학적으로 아직 확정된 진실은 아니며, 단지 인간이 생각하는 상식에 지나지 않는다. 이 상식〔선입관〕은 우리들의 자유를 속박하는 최대의 원흉이다.

상식은 최면술(催眠術)이다. 조건반사(條件反射)라는 이론을 정립한 유명한 파블로프라는 학자는 개를 사용하여 이 이론을 실증하였다.

파블로프는 개에게 비프스테이크를 줄 때 벨을 울렸다. 개는 아주 좋아하는 비프스테이크가 나오면 침을 질질 흘린다.

매일 비프스테이크가 나올 때마다 벨이 울린다. 이것을

반복하고 있는 동안 개는 벨이 울리면 비프스테이크가 안 나와도 침을 흘리게 되었다.

매일 같은 길을 따라 통근하는 사람은 만취되어 의식을 잃어도, 생각하는 일로 정신이 팔려 있어도, 어김없이 그 길을 따라 집에 되돌아온다. 사고(思考)도 그와 마찬가지이다. 되풀이하며 한 가지 일만 생각하고 있으면, 머리 속에 궤도가 생겨 버려 그 일 이외는 생각할 수 없게 된다. 이렇게 하여 선입관 또는 상식이 되어지는 것이다.

그것은 마치 최면술이 어떤 암시를 부여하면, 그것이 절대적인 진리라고 생각하고, 자유로운 생각이나 행동을 할 수 없게 되는 것과 같다. "일하지 않는 자는 먹지 말지어다"는 상식이다. 이것은 권력자가 민중을 착취하기 위하여 만든 법률이다. 그러나 일하지 않으면 먹는 것이 허용되지 않으므로, 먹기 위하여 일하고 있는 동안에 그것이 궤도로 되고, 조건반사로 되고, 그리고 상식으로 된 것이다.

본래 일한다는 것과 먹는다는 것은 관계 없는 행위이다. 사람은 살기 위해서는 먹지 않으면 안 된다. 일하는 것은 인간의 고귀한 사명이다. 그러나 단지 살기 위해서라면 일하지 않아도 먹을 수 있는 것이다.

예수도 말하고 있다.

"하늘의 새를 보라. 심지 않고, 거두지 않고, 먹이에 주리지 않고, 하나님이 이를 기르나니."

일하는 것이 먹기 위한 수단으로 되면서 인간의 일이 자연의 원리에 위배되고, 일하는 것이 인류의 행복이나 만물과의 조화와 무관하게 된 것이다. 어떤 세상에서도 상식이 사회의 진화를 저해하고, 인간 향상에 덕이 된 적이 없었다.
 그런데 지구는 평평한 물체라고 하는 것이 상식이었던 시대가 있었다. 그 편견을 깨버린 콜롬부스는 실제로 항해해 보기까지는 미친 사람 취급을 당했었다.
 또 태양이 지구를 돈다는 설이 상식이었을 때, 지동설(地動說)을 주장한 갈릴레오는 처형되었다. 그 이유는, 만일 지구가 움직인다면, 우리들은 서 있을 수 없는 것이다. 그러나 지금 우리들은 이처럼 서 있지 않는가 하는 것이었다.
 그 이론은, 우리들이 알고 있는 사람은 모두 죽었다. 그러므로 인간은 반드시 죽는다는 이론과 너무 흡사하지 않는가.
 우리는 한시 바삐 그릇된 상식에서 벗어나 무한한 생명의 가능성을 믿고 그의 완전 발현에 힘쓰지 않으면 안 된다.
 거기서부터 〈진생〉의 실현이 비롯되는 것이다. 그것에의 해서만이 참된 삶의 기쁨이 되돌려지는 것이다.

### 선인(仙人)이란 진생을 실현한 사람이다

 불로불사를 달성한 사람, 즉 진생을 실현한 사람을 선도에서는 선인(仙人) 또는 진인(眞人)이라 한다. 선인에도 여러 가지 단계가 있는데, 보통 세 가지로 나눈다. 그것은 천선(天仙)과 지선(地仙), 그리고 시해선(尸解仙)이다.
 천선은 이미 육체를 융해하여 우주원리(宇宙原理)와 완전 일체가 된 사람으로, 선인 중에서도 최고의 존재이다. 우주의 만물이 조화와 질서를 가지고 움직이고 있는 것은, 누군가의 손에 의하여 운영되고 있는 것이 아니고 자연으로 그렇게 되어 있다. 자연이라는 글자도 "스스로 그러하다"는 식으로 표시하고 있는데, 거기에는 일정한 법칙, 원리가 있는 것이다.

그것을 선도에서는 〈도(道)〉라고 한다. 〈도〉는 볼 수도, 들을 수도, 만질 수도 없으며, 상상하는 것조차 할 수 없다. 즉 인간의 지혜나 감각을 초월한 존재이다. 선도는 〈도〉와 일체가 되어 있으므로, 당연히 영구불변의 존재이다. 다만 이것을 〈사람〉이라고 할 수 있을지는 또한 별개의 문제이다.

다음 지선이라 함은 지상계(地上界)에 살고 있으나 물질의 구속〔어려운 말로 三次元의 法則〕을 벗어난 사람이다. 따라서 육체를 가지려고 마음 먹으면 육체신(肉體身)으로도 되지만, 없애려고 생각하면 사라져 없어질 수도 있다.

물론 외물(外物)도 뜻대로 되며, 공중에 순간적으로 궁전(宮殿)을 세울 수도 있고, 인력의 지배를 받지 않고, 공중으로 올라갈 수도 있으며, 몇만 킬로를 단숨에 이동할 수도 있다. 시간과 공간의 구속을 받지 않으므로 몇백년이고 몇천년이고 살아갈 수 있는 것이다.

이와 같은 사람들은 천선의 지도에 의하여 현실에서 떨어져 살며, 협동심을 가지고 인류의 진화와 세계 평화를 위하여 우리들에게 보이지 않는 활동을 하고 있다. 예수 그리스도와 석가는 그 대표적인 사람이다.

다음 시해선이라 함은 깊은 산이나 외딴 섬에 은신하여

수행에 임하며, 육체를 가지면서 하늘을 날거나 수중에 잠수하거나 또는 몸을 다른 것으로 바꾸며〔변신〕여러 가지 불가사의한 술(術)을 쓰는 사람들이다.

수행이 진행됨에 따라 육체 그대로 영계(靈界)에 들어가거나 필요할 때 육체를 버리는 것도 가능하게 된다. 일반 사람들이 상상하는 선인은 이와 같은 사람들이다.

이상이 선인의 종류인데, 여기에 한 가지 더 선인이라 할까, 적어도 진인(眞人)이라 할 수 있는 사람이 있다. 즉 현실의 일상 생활 중에서 진생을 실현하고 있는 사람들이다. 이것을 인선(人仙)이라 이름 붙여 선인의 일종으로 추가하는 경우도 있다.

이들은 권력에 굴하지 않고, 지위나 명예에 현혹되지 않고, 금욕이나 물욕에 빠지지도 않고, 자유로이 행하며, 즐겁게 일하며, 부드러운 마음으로 사람을 사랑하며, 자연과 조화하여 건강하게 장생한다.

거기에 생의 기쁨이 있으며, 그런 삶의 방식이 진정한 인생인 것이다. 그것이 진생이며, 진생을 일상 생활에 실현시켜 가는 사람을 진인이라 한다.

갈홍(葛洪 ; 4세기경 중국의 철학자 및 호학자로 鍊金術의 대가. 저서「抱朴子」로 유명)도,

"선인은 구름 속을 날아다니고, 강이나 바닷속을 잠수하며, 누구에게도 보이지 않게 몸을 숨기기도 하는데, 인정(人情)을 떠나고 쾌락에서 멀어져, 마치 참새가 개구리가 되거나 꿩이 조개로 변든가 하는 것은 사람의 도가 아

니다. 맛있는 음식을 먹으며, 부드러운 옷을 입고, 직업에 종사하며, 몸이 건강하여 얼굴에 윤기가 있으며, 희로애락이나 훼예포폄(毁譽褒貶)에 시달리지 않고, 즐겁게 장생하는 것이 바람직하다."
라고 하였다.

그러나 이렇게 말하지만, 오늘 같은 세상에서 그런 생활방식을 하기란 용이하지 않는 것이다. 거기에는 상당한 훈련이 필요하다.

다행히도 수천년 전부터 선인이나 진인들이 남겨준 유산이 여기에 있다. 거기에 따라 훈련하면, 우리들도 반드시 진생을 실현할 수가 있다.

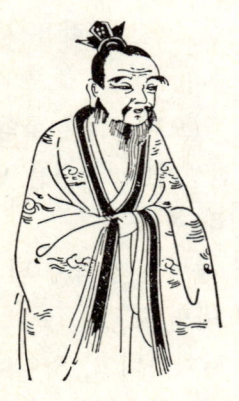

葛 洪

## 초능력(超能力)은 진생실현(眞生實現)을 방해한다

 앞에서도 설명한 바와 같이, 선인은 보통 사람이 할 수 없는 이상한 술법을 쓴다. 이것을 초능력이라든가 영능력(靈能力), 또는 신통력(神通力)이라고 한다.
 투시력(먼 곳의 물건이 보임), 투청력(먼 곳의 소리를 들음), 숙명통(宿命通 ; 지난 일을 안다), 미래예지력(장래 일을 안다), 독심력(讀心力 ; 남의 마음을 안다), 정신감응(멀리 있는 사람과의 통신), 분신술(分身術 ; 몸을 둘로 나눔), 변화술(신체를 사라지게 하거나 다른 것으로 변신함), 비행술・수상보행(하늘을 날거나 물 위를 걸음), 주박술(呪縛術 ; 타인의 몸을 움직이지 못하게 함), 물건 끌어당기기(먼 곳의 물건을 끌어모음) 등 대개 이상과 같은 능력 또는 술법을 초능력이라 한다.
 인간은 자기가 못 가진 힘을 동경하며, 슈퍼맨이나 싸이보그 등에 열중하는 것도 그것의 한 예이다.
 그러나 그와 같은 능력은 누구나 잠재적으로 가지고 있는 것이다. 미국의 라인 박사는, 인간이 이런 능력을 가지고 있다는 것을 학문적으로 입증하였다.
 인간의 생명력은 무한하다. 그 무한한 생명력을 완전히 발현시키는 것이 선인이기 때문에, 선인이 그와 같은 힘을 발휘하는 것은 당연한 것이다. 선인에 극한되지 않고, 누구든 생명의 완전발현을 달성하면, 별도의 특수 훈련을 하지 않고도 자연히 할 수 있게 된다.

그러므로 진생실현의 훈련을 쌓는 동안에, 그 훈련 정도에 따라 이들 능력의 일부는 부산물처럼 몸에 배어지게 된다.

그것이 왜 그러냐 하면, 그와 같은 능력은 특수한 소질이 있는 사람에게만 주어진 것이 아니고 누구나 처음부터 갖추어진 능력이지만, 나는 안 된다는 선입관이 있음으로써 발현되지 못하고 묻혀 버리는 것뿐이다.

불과 1미터의 도랑을 뛰어넘는 것조차 안 된다고 믿고 있으면 띄어넘지 못한다. 최면술에 걸린 사람은 걸을 수 없다는 암시를 받으면 한 걸음도 걷지 못한다. 능력은 가지고 있어도 발현이 방해받고 있으면 사용할 수가 없는 것이다.

무한의 생명력을 스스로 선입관이나 상식으로 제한시키고 있는 사람은, 넓은 들판에서 스스로 작은 구멍을 파고 그 구멍 속에 웅크리고 앉아 있는 것과 같이, 생명력을 가두어 놓고 있음으로써 가능한 일도 할 수가 없는 것이다.

그 반면에 그런 능력을 가지고 있다 하여 별도의 특수한 인간이라고 자랑할 것도 없으며, 직접 생활에 도움이 되지 못하는데도 사람에게 보여 의기양양하려는 것은 오히려 진생을 파손시키는 결과가 되므로 조심해야 한다.

또한 자기는 못하면서 남에게 미래를 점쳐 달라든지 방향을 정해 달라고 하는 것 등은 오히려 생명의 자유로운 발현을 방해하며 한정시키는 어리석은 짓이다.

그러므로 석가도 제자들에게 초능력을 사용하는 것을 엄

중히 금지시켰으며, 사용한 사람은 즉시 파문시킬 정도였다. 왜냐하면 그런 능력은 여우나 너구리도 가지고 있어 사람을 흘린다고 하는 것이다.

　세상에는 무슨무슨 도(道)라든가 어떠어떠한 술(術)이라 하여 초능력의 기술을 가르치고 있는 곳이 있다고 들었으나, 그런 것에 속는 것은 위험하므로 주의를 요한다.

　석가는 위에 말한 신통력에 하나 더 〈누진통(漏盡通)〉이라는 것을 덧붙여 이것만은 크게 권장하였다. 누진통이란 우주의 원리를 알고, 올바른 세계관과 인생관을 가지고 매일의 생활을 해나가는 능력이다. 이것이 최고의 능력이며, 또한 진생이라는 것도 그와 같은 생활 방식인 것이다.

## 2. 수진삼법(修眞三法)

### 진생실현을 위한 세 가지 조건

 인생이란 무엇인가, 사람은 어떻게 살아갈 것인가-그것은 동서고금을 통하여 인간에게 있어서 가장 중요한 근본적인 과제이다.
 종교도 철학도 그리고 과학도 이 근본 문제의 해결을 위해 있다고 해도 과언이 아니다. 우리들〔仙道行者〕의 선조도 수천년 전부터 이 문제에 부딪혀 곤란으로 가득 찬 가시밭길을 헤쳐 왔다. 그 덕택으로 오늘의 우리들은 이미 첫걸음부터 탐구의 길을 걸을 필요가 없게 되었다. 선배들이 구축해 준 기초 위에 각자가 이상적 생활을 세워나가면 된다.
 수학의 경우도, "삼각형의 내각의 합은 2직각이다"라는 정리가 있는데, 일부러 그것을 증명할 필요는 없다. 그런데 정리나 공식이 있어도 그것을 알지 못하면, 문제를 푸는 데 도움이 되지 못한다. 그러므로 우선 정리나 공식을 알 필요가 있는 것이다.
 다음에 필요한 것이 믿는다는 것이다. 삼각형의 내각의 합은 2직각이다, 라는 정리가 있다는 것은 알고 있어도, 과연 그것이 옳은지 하고 의심이 간다면, 문제를 푸는 데 그 정리를 사용할 것인가를 주저할 것이다.
 더욱이 정리나 공식을 알고 또 옳다고 믿고 있어도, 그것을 문제에 적용시켜 문제 해답을 끌어내는 노력을 하지 않으면, 정리나 공식은 다만 아는 지식에 불과하고 문제 해결에 하등 도움이 되지 않는다.
 진생을 실현하는 데 필요한 정리나 공식은 옛 사람들의 귀중한 탐구로 확립되어 있다. 우리들은 그것을 발판으로 진생을 실현할 수가 있는데, 그러기 위해서는 우선 정리나 공식이 있다는 것을 알아야 한다. 그리고 나서 그것을 믿는 것이 필요하다. 그 위에 가장 중요한 것은, 그것을 생활 속에 끌어들여 실행해 가는 것이다. 이 세 가지 조건, 즉 안다는 것을 식천(識天)이라 하고, 믿는 것을 신천(信天)이라 하며, 실행하는 것을 법천(法天)이라 하는데, 이 가운데 어느 하나라도 빠지면 진생의 실현을 이룰 수 없다. 이것들을 수진삼법(修眞三法)이라 하여, 진생실현을 위해 필요한 뺄 수 없는 세 가지 조건으로 삼고 있다.

**식천법(識天法)의 하나는 성전(聖典)의 심독(心讀)**

 수진삼법의 첫째는 식천법이다.

천(天)이란 중국 사상으로 우주라는 뜻이다. 천이라는 글자는 일(一)과 대(大)의 두 자를 합쳐 만든 자로서, 일은 오직 하나라는 것과 대는 가장 크다는 것으로, 유일지대(唯一至大)의 것, 즉 우주이다. 우주라 해도 단지 자연현상이라는 것이 아니고, 우주의 근원 또는 우주의 원리라는 뜻으로, 선도에서는 이것을 〈도〉라 한다.

식(識)은 안다는 것, 즉 식천이라는 것은 우주의 원리를 안다는 것이다.

그런데 도〔天〕는 시간과 공간을 초월한 절대적 존재로서, 인간의 감각기관이나 의식으로는 볼 수도 만질 수도 상상할 수도 없는 것이다.

그렇다면 〈도〉를 알려고 할 때 알 수 있는 방법이 없을까. 가능한 일이다. 수학의 경우는 정리나 공식 같은 수단을 써서 알아낸다. 그것이 식천법이다.

수단으로 삼을 수 있는 것이 두 가지 있다. 그 하나는 진리를 설명한 서적을 읽는 것이다. 철학, 과학, 문학 등 각 분야에서 발견한 진리를 써서 엮어놓은 서적이 많다.

그러나 아무렇게나 많이 읽거나 함부로 읽는 것은 오히려 마음에 혼란이 생겨 목표를 잃을 우려가 있기 때문에, 그중에서 식천의 목적에 부합되는 소수의 서적을 선택해야 된다. 다음 네 권을 권장한다.

그것은「노자도덕경(老子道德經)」,「신약성서(新約聖書)」,「반야심경(般若心經)」,「바가바드기타」등이다.

이들 서적은 보통 종교의 교전(敎典)으로 되어 있으나, 일개 종교 단체의 독점물로 할 것이 아니라, 진리를 해설한 귀중한 문헌으로 보다 광범위하게 일반 사람들에게도 읽혀져야 할 것이다.

예수도, 석가나 노자도 종교의 교주(敎主)로서 받들어진 것은 후세 사람들에 의한 것이며, 그들 자신은 진리의 체득자로서 무지한 대중에게 우주의 원리〔진리〕를 가르치고, 인생행로에서 헤매는 민중에게 방향을 밝혀준 데 불과하다.

이와 같은 서적을 읽음으로 해서 우리들이 보지도 알지도 못하는 우주의 실상을 엿볼 수 있게 된다. 그러나 지각(知覺)을 초월한 실존을 말로 표현하긴 불가능하다. 예를 들어 돌려서 말하여 해석된 표면상의 해석에 그친다면, 그 속 깊이 내포된 참뜻을 끄집어내기란 힘든 것이다.

용어의 뜻을 알기 위해서는 주역서(註譯書)에 의지할 필요가 있으나, 단지 문구의 해석뿐 아니라 글 이외의 이치를 찾아내도록 노력하지 않으면 안 된다. 그것을 심독(心讀)이라 한다.

심독하려면 그 서적을 항상 옆에 두고, 어느 페이지부터라도 좋으니 2~3줄씩 되풀이되풀이 몇 번이고 겸허한 마음으로 읽어야 한다. 옛 말에 "읽기를 거듭하면 뜻은 저절로 통한다"는 말이 있는데, 그와 같은 독서 방법이 중요하다.

### 자연 속에서 진리를 알아냄

우주의 원리인 자연법칙(自然法則)을 아는〔識天〕의 또 다른 방법은 자연의 현상이나 만물의 움직임으로부터 배우는 방법이다.

〈도〉는 만물을 초월한 실재이지만, 만물에서 떨어져 만물을 외부에서 움직이고 있는 것이 아니라, 현상이나 물체의 속 깊숙이 스며들어 만물을 통하여 발현되는 것이다. 그러므로 우주의 현상이나 사물의 움직임을 잘 관찰하면, 그 속에서 원리나 법칙의 짜임새를 어느 정도 살펴낼 수 있다.

옛 사람들은 이렇게 하여 우주의 원리, 자연의 법칙을 발견해 냈던 것이다. 이것은 고대 중국 사람뿐 아니라, 한국 사람이나 서양 사람도 모두 그러했었다. 뉴톤은 익은 사과가 나무에서 떨어지는 것을 보고 만유인력(萬有引力)이라는 자연법칙을 발견했다.

이처럼 하여 자연 풍물에서 우주원리를 알 수 있게 되는데, 자연을 관찰하는 경우 많은 현대인들은 두 가지의 잘못된 태도를 취하기 쉽다. 그 하나가 기성지식〔先入觀〕으로 보는 것이다.

하늘은 푸르다. 사과는 둥글다. 개는 멍멍 짖는다. 이런 식인데, 이것은 모두 지식일 뿐 결코 자연의 참된 모습은 아니다. 자연을 관찰할 때, 지식이 앞서면 자연의 모습이 보이지 않는다. 실상(實相)이 보이지 않으면, 그 속 깊숙이 가려져 있는 원리를 알 수 없게 된다.

우리는 유아 시대부터 그와 같은 지식을 싫을 정도로 배워 왔다. 그것으로 인하여 사물을 속 깊숙이까지 꿰뚫어보지 못하고, 머리 속에 들어 있는 지식으로 판단해 버리는 습관이 붙고 말았다.

　식천의 경우는 선입관이나 기성개념을 일체 버리고 자연을 본연의 모습으로 보는 것이 필요하다.

　현대인이 자연을 관찰할 때 범하는 또 하나의 잘못은 자연을 대립물로서 객관적으로 본다는 것이다. 이 경우는 올바른 태도인지 모르겠으나, 적어도 식천의 방법은 되지 못한다.

　자연은 인간과 대립하는 별개의 존재는 아니며, 인간도 자연의 일부이기 때문에, 자기를 자연에서 떨어져 외부에서 관찰한다는 것은 전체로서의 자연관찰이 되지 못하는 것이다.

　옛 사람들은 인체를 우주의 축소로 생각했었다. 머리는 둥글어서 천공(天空)을 본뜨고, 발은 낮고 평평한 대지를 닮고, 좌우의 눈은 해와 달에 해당되며, 코는 곤륜산(崑崙山 ; 중국의 제일 높은 산. 가공의 산)처럼 솟았고, 혈맥이 혈관 속을 흐르는 모습은 하천과 같다는 등등, 우주의 모양은 모두 인간의 형체를 갖추고 있다는 것으로부터 외부 우주를 대우주라 하고, 인간을 소우주라 불렀다. 그러므로 자연을 관찰하는 것은 동시에 자기를 관찰하는 것이다.

　폭풍이 불면 하천이 흐리고 탁류가 유역을 황폐시키는 것을 보고, 인간도 감정이 황폐하면 혈액이 흐려지고 신체를 손상시키는 것을 알게 되고, 천체의 운행이나 4계의 변화가 일사불란하게 진행되는 배경에서 우주의 대지성(大知性)을 느끼는 것 등, 인간 즉 우주, 우주 즉 인간으로서 자연을 관찰하고 거기에서 인간의 할 바를 터득하려고 했던 것이다.

또 자랄수록 고개 숙이는 이삭을 보고 처세법을 배우고, 몇 번이고 실패한 끝에 버드나무 줄기에 기어오르는 개구리를 보고 용기를 얻는 등, 무심한 생물의 습성을 교훈으로 인간이 살아갈 방법을 연구하였다.

인간이 자연의 일원임을 자각할 때만이 자연을 사랑하며 존경할 수 있고, 자연도 또한 인간에게 아낌없이 영지(英知)를 제공해 준다.

자연을 인간과 대립하는 존재라고 생각하는 현대인은 자기의 편익을 위해 자연을 파괴하며 자연에서 진리를 배울 수 업게 되는 것이다.

### 신천(信天)과 신앙의 차이

진생을 위해 필요한 두번째 조건은 신천법이다.

식천(識天)의 방법〔聖典을 읽는 것은 자연을 관찰하는 것〕으로 우주의 원리, 자연의 법칙을 알아차렸다 해도 그것이 원리 그 자체는 아니다. 노자(老子)는 이것을 도덕경(道德經)의 제 1 장으로서 다음과 같이 말했다.

"이것이 도(道)이다 라고 한정시킨 것은 거의가 도가 아니다. 또한 저것이 도의 표현이다 라고 개념적으로 붙잡혀진 것도 참된 표현이 아니다. ……도는 속 깊숙이 측정하여 알아낼 수는 없으나, 만물은 모두 거기에서 탄생되어 온다."

진리를 안다는 것은 진생실현의 첫걸음으로 절대 필요하지만, 그것을 생활 속에 살려 나가려면 도와 일체가 되지 않으면 안 된다. 도와 일체가 되는 것은 인간 완성의 목표이지만 쉬운 것이 아니다. 선도의 실천도 그 목표에 도달하려는 수단이며, 그 전제로서 반드시 필요한 것이 〈신(信)〉이다. 신이란 중국식으로 말하면, 성(誠) 또는 성의(誠意)인 것이다. 신뢰, 신앙, 신념 등도 신의 일종이다.

상대방을 믿는다는 것은 동시에 상대방도 자기를 믿고 있다는 것에 확신을 가지는 것이다. 상대방에게 자기를 믿게 하기 위해 상대를 믿는다고 한다면, 그것이 일종의 거래이다. 고통스러울 때 신에 의지한다는 말이 있으나, 은혜를 받고자 신을 믿는다는 것은 진정한 신앙이 아니다. 만일 원하는 것이 얻어지지 않으면 믿는 것도 중단혀 버릴 것이다.

우상 숭배나 은혜를 받으려는 신앙이 아니고, 우주 원리를 신으로서 우러르며, 모든 것을 신의 섭리로서 기꺼이 받아들이는 진정한 의미의 신앙이라면 신천도 그와 같은 심리인 것이다.

단지 신천이 종교적인 신앙과 다른 것은, 신앙의 경우에는 자기를 절대적으로 바치려는 헌신적 태도가 있음에 반하여, 신천은 자기가 〈도〉의 표현체임을 믿고 자기 완성에 노력한다는 자주적인 태도라 할 것이다.

좀더 바꾸어 말하면 종교적 신앙은 인간을 신의 노예로 생각하여 신의 명령에 종속하는 입장이지만, 신천은 인간이 〈도〉의 구체화(具體化)로 믿고, 〈도〉를 생활에 이용해 간다는 입장을 취하는 것이다.
 이런 차이는 있지만 절대적인 실재(實在)를 믿는다는 점에서는 다를 바 없고, 지각(知覺)을 초월한 실재에 접근하는 데는 믿는 것 외에 딴 방법이 없는 것이다.

### 신천(信天)은 신념의 마술이 아니다

 인간은 신념을 가진다는 것이 가장 중요하다.
 상념(想念)은 파동(波動)이며, 파동은 현실화됨으로써 목적에 온갖 마음을 집중시켜 반드시 달성된다는 신념을 가지면 생각한 바대로의 결과가 얻어지는 것은 당연한 일이다.
 그런데 많은 경우 염원(念願)이 실현되지 않는 것은, 한편으로 강렬하게 바라면서 또 한편으로는 의심하기 때문이며, 의심은 마이너스의 파동으로 되기 때문에 플러스의 파동을 상쇄시켜 결국 염원이 구체화되지 못하는 것이다.
 바위를 호랑이로 생각하고 활을 쏘았더니 화살이 바위에 꽂혔다는 옛 이야기는, 신념이 얼마나 강한 힘을 가지는가 하는 좋은 예이다. 그러나 신념은 나쁜 방향으로도 똑같이 작용한다.
 K씨라고 아는 사람의 이야기를 예로 들어보자. 어느 날 실수로 독이 들어 있는 농약을 마셨기 때문에 몸이 나빠져 의사에게 보였더니 별로 이상이 없다고 했다. 그러나 믿을 수가 없어 의학 서적 등을 뒤져 보고는 자기가 폐결핵과 같은 증상으로 판단하여 스스로 폐결핵이라고 정해 버렸다.

그 후 여러 의사를 통하여 X레이나 혈침 등의 여러 각도에서 검사를 받아보았으나 모두 이상 없다는 진단이었다. 그러나 본인은 절대로 폐결핵이라 믿고 오히려 의사들을 엉터리라고 저주하게 되었다. 그리하여 1년도 안 되어 진짜 폐결핵에 걸리고 말았다.

「신념의 마력」이나 「정신력의 마술」이라는 책은 이 원리를 생활에 응용함으로써 성공이나 행복을 얻어낼 수 있다는 것을 심리학의 이론이나 실례를 들어 발표하여 베스트셀러가 되었다. 그 후 이런 종류의 책이 서점에 쏟아져나왔다.

신천법(信天法)이라는 것도 물론 신념이라는 요소를 내포하고 있는 것이다.

우리들도 만물처럼 우주 원리에서 탄생한 자연의 일원이며, 우주의 한 구성 요소이기 때문에, 우주가 완전하며 무한한 것과 같이 우리도 또한 완전하며 무한하다는 것을 조금도 의심치 않고 절대적으로 믿는 것이 신천이다. 이런 의미에서 신천은 신념을 강하게 가지는 것에 지나지 않는다.

그러나 신천은 어디까지나 〈도〉의 완전성, 절대성을 믿고 〈도〉와 일체가 되는 것을 목표로 하여 자기를 연마(鍊磨)하기 위한 하나의 행법이지, 단순히 눈앞의 필요한 물건을 손에 넣거나 자기가 바라는 지위를 차지하기 위한 수단이 아니라는 것을 잊어서는 안 된다.

신념은 분명히 염원을 실현시킨다. 그러나 자기가 현재 바라는 염원이 과연 자기를 최종적으로 행복하게 하는 것인지, 즉 진생을 달성하는가 아닌가는 별개의 문제이다.

예를 들어 돈이 있으면 행복해지리라 생각하고, 돈을 필요로 하는 염원을 신념의 기술로 달성하여 실제로 거액의 돈을 손에 넣었다고 하자. 그러나 그 사람이 호화롭기를 바라서 그것으로 불행해지는 일도 있을 수 있는 것이다.

그 사람은 행복을 얻는 유일한 길로서 돈을 가지는 것에 한정시킨 것인데, 그것은 자아의식(自我意識)에 의하여 결정한 것으로, 인생은 최종적으로 무엇으로 행복을 얻을 수 있는가 하는 것은 자아의식으로는 판정되지 않는다.

그것은 오직 〈도〉와 일체가 되는 것에 의해서만 얻어지는 것이며, 〈도〉와 일체가 되면 자기가 전혀 예상하지 못한 채널로부터 행복이 밀려오는 것이다.

## 법천(法天)은 실행하는 것

진생실현을 위한 세 가지 방법 중 최종의 것은 법천법이다.

법천이란 천〔道〕에 편승하는 것이다. 편승이라 하여 강제적인 편승이 아니라 지침으로 하든가 그대로 행한다는 뜻이다. 〈도〉〔우주 원리〕는 지각(知覺)을 초월한 실존이기 때문에 〈도〉와 일체가 되지 않는 한 〈도〉에 따라가려고 해도 어떻게 해야 좋을지 알 수가 없는 것이다. 그러나 〈도〉는 만물을 통하여 뚜렷이 나타나 있기 때문에, 무심코 〈도〉에 따라 움직이고 있는 자연물을 주의 깊게 관찰하면 천의(天意 ; 道의 志向性)의 동향을 찾아낼 수 있다.

노자(老子)는 "상선(上善)은 물과 같다"고 하여 물의 성질을 인간의 모범으로 했다. "물은 만물을 살리고 만물에 이익을 주고 있으나, 자기 자신은 모두가 싫어해서 비천하게 낮은 곳에 머문다. 그것이 〈도〉이다."

옛 사람들은 이처럼 자연의 모습에서 〈도〉의 법칙을 알아낸 것이다. 그러나 만물의 움직임에서 〈도〉의 지향을 알아냈다 해도 그저 아는 것뿐으로는 진생실현에 도움이 되지 않는 것이다.

어떤 사람은 버드나무 가지에 몇 번이고 실패한 후 드디어 뛰어오를 수 있었던 개구리의 습성으로부터 불요불굴의 근성이 매우 중요하다는 것을 알았으며, 그저 알 뿐 아니라 그것을 본받아 글씨 연마에 노력한 끝에 서예(書藝)의 대가로 될 수 있었다.

식천법으로 〈도〉의 원리를 알고, 신천법이 우리를 포함한 만물을 통하여 뚜렷이 나타난다는 것을 믿는다 해도, 그것만으로는 현실 생활에 천리(天理)를 응용하여 진생을 실현하는 수단으로 할 수 없는 것이다.

아무리 고상한 사상을 가지고 있어도, 모든 것을 안다 해도, 또 신을 믿고 있어도, 그것이 실제 생활과 동떨어져 있는 것이라면, 그것은 무용지물이라. 우리는 살고 있는 것이다. 그것도 그저 동물적으로 또는 타성적으로 살고 있는 것이 아니라, 인간에 부여된 특권을 백 프로 향수(享受)하여 바르게, 즐겁게 개인 및 사회를 발전시킬 수 있게 살아가기 위해서는 자연의 법칙, 우주의 원리를 생활 위에서 실천하지 않으면 안 된다. 그것이 법천이다.

### 선도(仙道)의 행법은 법천의 길

 후한말(後漢末 ; 2세기부터 3세기 초)의 명의(名醫) 화타(華陀)는 야생동물에서 힌트를 얻어 불로장생의 법으로 유명한〈오금(五禽)의 무(舞)〉를 생각해 냈다. 그것은 호랑이, 사슴, 곰, 원숭이, 새의 동작을 각각 모방한 일종의 체조로서 선도의 도인법(導引法) 중 하나로 되어 있으며, 건강법으로 우수한 효과를 올리고 있는 것이다.
 또 현재 중국에서 왕성하게 행해지고 있는 태극권(太極券)〉이라는 체조도 송대(宋代 ; 기원 5세기경) 말기에 선도의 도사 장삼봉(張三丰)이라는 사람이 자연의 현상에서 태극〔道〕의 원리를 배워 그 법칙을 집어넣어 만든 도인법(導引法)을 간단하게 한 것이다.
 그 밖에 복기법(服氣法)이나 방중술(房中術), 특히 뒤에 설명할 연단법(煉丹法) 등 선도의 수많은 행법은 어느 것이나 우주의 원리, 자연의 법칙을 기초로 하여 만들어진 기술이다. 따라서 이들 행법을 터득하고 매일 실천하는 것은 우주의 원리를 행동에 나타내는 일이며, 법천의 실천으로서 가장 편한 길이라 할 것이다.
 다만 법천의 목적은 어디까지나 진생실현에 있으므로 매일매일의 생활 중에 짧은 시간 동안 행법을 실천하는 것으로는 참된 효과를 거둘 수 없다. 걸을 때나 일하는 동안에

도, 식사 중이나 취침 중에도, 즉 24시간 생활 전체가 자연법칙 지배하에 들어섰을 때 비로소 진생이 실현되어지는 것이다.

그런 점에서 선도에는 일상 생활상의 행위 전부에 걸쳐 천리(天理)에 편승되는 방법이 고안되어 있으므로 그것을 하나하나 실제 생활에 응용해 나가면 되며, 선도의 행법을 단지 건강법이라든가 정신수양법의 목적으로만 이용하는 것은 잘못이다.

예를 들어 아침에 눈을 떴을 때 어떻게 할 것인가. 세수나 배변은 어떤 식으로 할 것인가. 올바른 식사법은, 또 서는 법, 앉는 법, 걷는 법, 그리고 잠자는 자세, 그 밖에 일상 생활 전반에 걸쳐 보다 세밀하게 배려되어 있다. 그 방법은 모두 자연법칙에 편승된 생활 기술이므로, 단지 행법으로 이유 없이 실제 생활 중에 받아들여야만 한다.

도장(道場)에서는 바른 자세로 앉아 정좌(靜坐)의 훈련을 하지만, 가정에 돌아와서는 허리를 굽혀 다리 꼬아 앉는다면 법천의 생활이 되지 못하는 것이다.

우리들은 나면서부터 지금까지 자연에 거슬리는 생활법을 습관적으로 해 왔다. 인간은 자연의 생물인 이상 자연에 반하는 생활법으로 건강을 해치거나, 환경과의 조화를 잃고 불행을 자초하는 것은 오히려 당연하다. 의술이 발달되었어도 병자가 늘며, 경제가 번영하는데도 가난한 사람들이 늘어가는 이 모순된 사회 현상은 모두 반자연 생활법의 결과이다.

옛 사람들이 만들어준 정리(定理)나 공식(公式)을 매일매일의 생활에 적응시켜 나가는 것이 인생이라는 문제를 해결하는 가장 지름길이 아닐까 생각한다.

### 삼법(三法)은 순환되어 행복을 낳는다

참된 삶의 방식이란 행복하게 산다는 것이다.
인간은 선조(先祖)가 범한 죄를 보상하기 위해 태어난 것으로 일생 고역스런 의무를 짊어지고 있다는 의견이 있는데, 만일 그렇다면 그것은 누구에 대한 죄를 누구에 대하여 갚는다는 것일까?
인간은 누구나 행복을 얻으려고 노력하고 있다. 인간이 행복을 추구하는 것은, 인간은 누구나 행복하게 살 권리가 있기 때문이다. 그렇다면 마음 속으로 행복하게 생각하며 살고 있는 사람이 얼마나 있을까. 또한 행복을 추구하는 방법이 잘못되어 있지는 않을까. 마음 속으로 다음 물음에 대답해 보자.
당신이 인생에서 구하고 있는 것을 다음 7개 항목 중에서 하나만 고를 것
① 지식, ② 재화〔물질〕, ③ 쾌락, ④ 건강, ⑤ 지위권력, ⑥ 신앙〔神〕, ⑦ 행복
이것들은 모든 사람이 얻고자 하는 것이다. 그러나 이것들은 서로 모순을 안고 있다. 공부만 하면 지식이 풍부해지겠지만 건강에는 해롭다. 지위를 얻으려면 재화를 잃으며, 쾌락을 추구하면 신의 뜻에 배반된다.

그런데 많은 사람들이 ①부터 ⑥까지에서 하나 또는 둘, 매우 욕심 있는 사람이라면 모두를 차지하는 것이 행복이라고 생각한다. 거기에 혼란이 있는 것이다. ①에서 ⑥까지는 행복을 얻는 수단이 될지는 알 수 없으나, 행복 그 자체는 아니다. 만일 행복이 목적이라면 당연히 〈⑦ 행복〉을 택할 것이다. 그것이 진생이다. 그리고 진생〔절대적인 행복〕을 얻는 제일 빠른 길은 식천, 신천, 법천의 수진삼법(修眞三法)이며, 이제 이것을 당장 실천해 볼 일이다.

한자에 익숙하지 못한 사람이 한자를 대하면 뭔가 손이 닿지 않는 고상한 개념처럼 생각할지 모르나, 진수삼법이란 실은 자세한 일상 생활에 부수된 것이다.

역경의 밑바닥에서 진생을 붙잡은 P씨는 한때 자살까지 생각할 정도로 우울한 나날을 보내고 있었으나, 어느 날 우연히 "이웃을 사랑하라"는 성경 귀절이 생각났다. 사랑한다는 뜻도 몰랐었고, 우선 사람을 사랑한다는 마음의 여유가 전혀 없었는데, 이웃에 사는 사람이나 찻속 옆자리의 사람이 어쩐지 선한 사람으로 생각되었다.

그런데 어느 날 아침, 얼굴을 마주친 사람에게 반가운 낯으로 안녕하세요 하며 머리를 숙인 것이다. 그랬더니 하루종일 전에 없이 기분이 맑은 느낌을 가지거 되었으므로, 그 후로는 매일 우연히 마주친 이웃에게 웃는 얼굴로 인사하게 되었다. 이것이 실마리가 되어 그는 일어나기 시작하여 점점 성공에 박차를 가하게 되고, 현재는 안정되고 행복한 인생을 보내고 있는 것이다.

처음에는 작은 것이지만, 지(知)·신(信)·행(行)이 순환되어 커다란 성과를 가져왔던 것이다. 여기에 반하여 앞서 말한 K씨는 우연히 농약을 뒤집어쓰고, 신체의 변조(變調)를 느껴, 병이라 믿고서는 병자처럼 날뛰는 악순환에 의하여 결국 진짜 병에 걸리고 만 것이다.

우주의 원리는 선악(善惡)을 초월해 있으나, 그것을 선으로 지향(志向)시키는 것이 인간의 올바른 지혜이다. 진생은 여기에서 시작되는 것이다.

## 3. 성명쌍수(性命雙修)

### 정신과 육체는 대립하는 요소인가

 인간의 생명 활동에는 몸〔육체〕과 마음〔정신〕의 두 가지 활동이 있다는 것은 누구나 알고 있다. 그리하여 이 두 활동은 서로 밀접하게 관계하고 있다는 것도 또한 모두 아는 사실이다.
 예를 들어 공포의 감정이 일어나면 혈액이나 내분비액에 이상이 생겨, 얼굴색이 파래지고 피부에 좁쌀처럼 돋아나며, 몸이 덜덜 떨리게 된다. 또 슬프면 눈물이 난다.
 어떤 심리학자는 슬퍼서 눈물이 나는 게 아니고, 눈물이 나니까 슬퍼진다고 말했다. 실제로 남의 장례식에 가서 사람들이 우는 것을 보고 생각지도 않았던 눈물이 나와서 갑자기 슬퍼진다든가, 지하철에서 맞은편 사람의 하품에 감염되어 하품이 나오고 별안간 잠이 오는 것 등은 누구나 경험했을 것이다.

이 관계를 이용하여, 우울할 때 웃는 낯을 해 보든가, 낙심되었을 때 가슴을 펴고 걷고나 하면 기분이 전환되기도 한다. 이처럼 몸과 마음이 서로 밀접히 연관하고 있다는 것은 경험으로도 의심의 여지가 없다. 그러나 밀접하게 연관된 이 두 가지는 별개의 것이라는 것이 일반적인 상식이다.

인간은 눈에 보이는 물질적인 육체와 눈에 보이지는 않으나 분명히 존재하는 정신이라는 활동의 두 대립하는 요소를 가지고 있다. 이 두 개가 반발하고 타협하며 리드해 가면서 인간의 생명 활동이 영위되는 것으로 생각되고 있다.

건전한 정신은 건전한 육체에 머문다는 서양 격언이 있다. 아니 그것은 잘못이고, 건전한 정신이 건전한 육체를 만든다고 하는 반대설도 있다. 캐나다의 셀리에 박사가 스트레스 학설을 발표한 이래, 이제는 이 반대설 쪽이 유력하게 된 것 같다.

어느 편이든 육체와 정신은 별도의 것이라는 것에 대해서는 공통되고, 다만 어느 편이 주도성(主導性)을 보다 많이 가지고 있느냐 하는 점에 대해 의견이 다를 뿐이다.

육체와 정신을 대립적·이원적 존재로 생각하는 사상은 서양에서 나온 사상으로, 서양에서는 기원전(그리스·로마 시대)부터 그와 같은 생각이 습관으로 되어 버렸다. 서양인은 물질을 분석적으로 고찰하는 것이 특기인데, 그것이 현대과학 문명의 기초가 되었다고 할 수 있다.

인간을 대상으로 하는 학문은 심리학과 생리학으로 분리되며, 심리학은 오로지 정신 방면을 다루고 생리학은 육체면

만을 추구한다. 또 의학에서도 정신과와 육체과는 분명히 구분되고 있다.
 그것은 정신이나 육체가 각각 복잡한 구조를 가지고 있지만, 대별하여 하나의 정신과 하나의 육체라고 하는 대립된 두 개의 요소가 합병된 것이 인간이라는 사고방식이 근거로 되어 있다고 보아도 좋을 것이다.

### 정신〔靈魂〕은 육체의 사후에도 존재하는가

 서양과 동양은 기후 풍토도 다를 뿐더러 사람의 피부색이나 생김새도 다르고 풍습도 다르며, 사물을 생각하는 방식이나 사상도 크게 달랐었다. 특히 교류가 없던 고대에는 각 민족에게 서로 다른 고유의 민족 사상이 있었으며, 문화 교류가 시작되고도 그 전통이 뿌리 깊게 사상의 저류(底流)로 되어 있다.
 인간의 생명 활동을 나타내는 육체와 정신 문제에 대해서도 고대 한민족(漢民族)은 서양의 사상과는 동떨어진 사고 방식을 가지고 있었다. 고대 한민족은, 우주의 모든 현상은 근원〔太極〕이 정묘(精妙)한 것으로부터 크고 거친 것으로 변화하는 과정이라고 생각했었다. 인간의 정신도 육체도 그 변화 과정에 있어서의 하나의 연속체(連續體)라는 견해를 가지고 있다.
 따라서 그것은 하나의 변화 양상에 지나지 않으며, 대립된 두 개의 요소에서 분리해 생각하는 것은 그들에게는 불가능했었다.

 서양식의 이원론(二元論)과 중국의 이 불가분설(不可分說)은 사상이나 종교뿐 아니라 실생활상에도 큰 차이를 나타낸다. 그 최대의 차이는 죽음에 대한 사고방식이다. 정신과 육체가 별개라고 생각하는 쪽에서는 육체가 죽어도 정신은 남는다는 사상이 생긴다. 그것이 영혼불멸의 사상이다.

 정신은 육체가 생존 중에는 육체 속에 있어 육체와 연관해 가면서 인간의 생명 활동을 영위하지만, 그것이 여하히 복잡하게 결합되어 있었다 해도 원래 별개의 것이었기 때문에 분리되는 것은 당연히 가능하며, 육체의 죽음과 더불어 육체를 떠나 영혼으로 되어 존속한다는 것이다.

 그런데 육체와 정신이 불가분의 일체라고 하는 중국식 사고로는 영혼불멸은 도저히 있을 수 없는 것이다. 중국에도 영혼과 비슷한 사상이 있었다. 그것은 혼백(魂魄)이라는 것이다.

 「예기(禮記)」나 「포박자(抱朴子)」에 혼백 이야기가 기록되어 있다. 과학 사상이 미개한 시대의 일이지만, 인간의 생명 기구가 의지와 관계 없이 영위된다는 것은, 체내 각 기관마다 그것을 운영하는 신이 있어서, 마치 큰 관청의 조직처럼 종횡의 연계가 일사불란하게 취해지고 있다고 해석해 왔다.

 그러나 그중 정신적인 면을 담당하는 것이 혼백이고, 혼은 고도의 정신 작용을 다스리며, 백은 감각 그 밖의 저급한 활동을 다스린다. 그리고 혼은 3개, 백은 7개 있는데, 그것은 모두 육체의 죽음과 함께 각각 해체돼 버리고, 비록 살아

남는다 해도 한 개의 인격을 형성하는 것과 같은 짜여진 것이 될 수 없다고 말한다.

결국 정신은 육체의 죽음과 운명을 함께 하게 되어 있으므로, 불사를 달성하려면 육체를 영속시키는 도리밖에 없다는 것이다. 중국에서 불로불사의 탐구가 이상스러울 정도로 진행된 것도 그 때문이라고 할 수 있겠다.

### 고대 중국에 있어서의 불사탐구(不死探究)

서양인이건 동양인이건 생에 집착하며 죽음을 두려워하는 것은 다를 바 없다. 그러나 영혼불멸을 믿는 사람은 불로불사보다 사후 세계에 관심이 쏠린다.

그것은 종교의 영역이지만, 지옥이나 극락, 천국이라는 내세(來世)의 사상이 거기에서 발전되어 왔다. 그런데 육체의 죽음과 동시에 전인격(全人格)이 종결된다고 믿는 사람들은 사후 세계에 전혀 관심이 없고, 현세만이 기대의 무대이다.

실제로 4세기경 불교가 중국에 전파되고, 인간은 죽어도 또다시 살아난다는 윤회사상(輪廻思想)을 선전했을 때, 중국의 민중은 깜짝 놀랐다. 그리하여 인도 민족에게는 공포의 씨앗이었던 윤회전생설(輪廻轉生說)을 삶의 계속을 설득하는 복음처럼 받아들였던 것이다.

이와 같이 고대 중국 민족은 철저한 현세주의(現世主義)였다. 그만큼 불로불사의 탐구는 세계에 유를 찾아볼 수 없을 정도로 발전되었다. 그런데 그것이 혜택받는 생활 환경 속에서가 아니고, 사는 것조차 곤란할 정도의 참혹한 조건 아래서 행하여진 탐구였다는 것은, 그들이 단지 안일한 영생(永生)을 원했음이 아니라 인간으로서의 참된 삶의 방식, 즉 진생에의 열렬한 욕구였다는 것을 간과해서는 안 된다.

그들의 진생 탐구의 자취를 간단히 살펴보면, 은대(殷代; 기원전 12세기경) 말기에 의사의 원조라고 일컬어지고 또 장수의 대표자로서도 유명한 팽조(彭祖)가 이미 도인(導引), 복기(服氣), 방중법(房中法)을 설파하고 있었다. 이 법들은 불로장수법으로 오늘날까지 전해지고 있는데, 불사의 달성이 육체의 영 속에 있다는 중국 고유 사상의 표현이다.

이 법들은 보통 양생법(養生法)이라고 불리우는 기술인데,

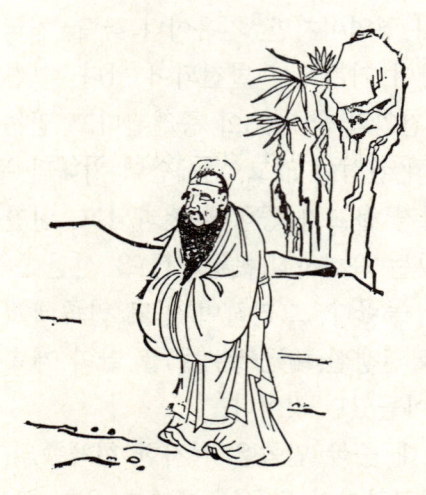

彭祖

이미 그 당시에 거의 완성되어 있었고, 그 후 다시 연구가 거듭되어 오늘에도 여전히 선도(仙道)의 중요한 행법으로 되어 있다. 그 자세한 것은 「기적의 氣功」(明知社刊)을 참조하기 바란다.

이처럼 양생법은 매우 오래된 것인데, 양생법은 결국 연명술(煉命術)에 지나지 않으며, 그것만으로는 육체의 영생불사를 달성하기가 불가능하여 생각해 낸 것이 연금술(鍊金術)이다.

연금술은 기원 1세기경부터 4세기에 걸쳐 왕성하게 실천되었으며, 그 착상은 부패되기 쉬운 육체를 금·은, 그 밖의 단약(丹藥)으로 불변의 물질로 전환시키고자 하는 것으로, 이것 역시 육체의 영구적 존속을 꾀하려는 의도에서 나온 발상이라 할 수 있겠다.

그리하여 다음에 등장하는 것이 연단술(煉丹術)이다. 연단술은 본 저서의 주요 테마이므로 뒷장에서 자세히 설명하겠지만, 그 사상적 근거로 되어 있는 것이 도가의 〈성명설(性命說)〉이다.

이 〈성명〉의 의미를 올바로 이해하는 것이 불로불사, 진생을 실현하는 데 있어서 뺄 수 없는 중요한 조건이므로 계속해서 그 의미를 해명하겠다.

### 우주생성(宇宙生成)의 원리 - 노자(老子)

우주의 형상이나 만물은 어떻게 해서 생겨났을까? 그 생

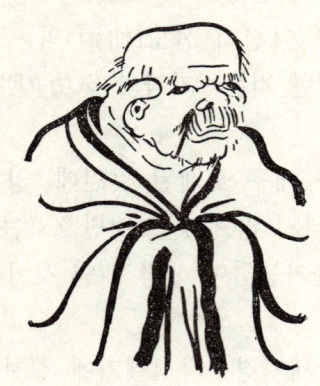

老子

성의 과정을 노자(老子)의 말을 빌어 생각해 보자.

노자는 심오한 이론을 극히 간결한 문장으로 설명하고 있으며, 그러기 때문에 그 해석에 있어서 학자간에 여러 가지 설이 있어 논란이 끊이지 않고 있는데, 그것은 학자에게 맡기기로 하고 여기서는 되도록 이해하기 쉽게 설명하겠다.

우선 노자는 우주의 근원을 도(道)라 이름지었다. 〈도〉는 우리가 살고 있는 상대계(相對界)를 초월한 실재(實在)로서, 볼 수도 만질 수도 또 상상할 수도 없는데, 이것이 〈도〉이다, 라고 설명된 것은 단순한 지식에 불과하고, 진정한 〈도〉가 아니라고 하는 것은 앞에서도 설명했다.

〈도〉는 절대적 존재이나, 절대적이라는 것은 시간이나 공간, 유 또는 무, 선과 악이라는 상대적인 것이 아니라는 것이다. 바꾸어 말하면, 그와 같은 상대적인 존재 전부를 포함하고 있다는 것이다.

그러므로 〈도〉는 절대적 존재이면서 동시에 모든 상대적인 면을 가지고 있다는 것이 된다. 또한 모든 존재를 초월하고 있으나 동시에 모든 것 중에 존재하는 것이 된다. 영구불변의 정적 존재(靜的存在)이지만 동시에 시시각각 변화유전(變化流轉)하는 모든 움직임의 근원으로 되어 있다.

움직이며 움직이지 않는, 변화하며 변화하지 않는, 이라고 하는 근거에는, 움직이거나 변화하며 생산하는 것은 〈도〉 자체가 아니라, 무엇인가 〈도〉를 대리하는 것이 있지 않으면 안 된다. 그것을 덕(德)이라 한다.

덕은 〈도〉의 상대면(相對面)이며, 움직임(動)의 면이라 할 수 있다. 보통 우리는 도덕(道德)이라는 말을 사회질서를 바르게 하기 위하여 지켜야 하는 기준이라는 의미로 사용하고 있으나, 노자의 경우는 보다 더 넓게 우주의 원리, 자연의 법칙이라는 의미로 사용했다.

덕을 〈도〉의 작용면(作用面)으로, 말하자면 절대부동(絶對不動)의 〈도〉의 대리자와 같은 것인데, 그러면 어떻게 하여 상대계(相對界)에 나타나는가 하면, 유와 무의 대립이라는 형태로 나타나는 것이다. 이것을 노자는 "무는 천지(天地)의 시작이오, 유는 만물(萬物)의 어머니"라 하였다.

〈천지의 시작〉이나 〈만물의 어머니〉도 같은 것(덕)이며, 단지 무라는 입장에서는 덕을 천지만물이 태어나기 이전의 원리로 보지만, 유의 입장에서는 만물이 생겨나는 근원으로 보는 것만이 다르다. 무〔始〕라든가 유〔母〕라고 부르는 이름은 다르지만, 이 두 가지는 덕〔道〕이라는 하나의 근원에서 생겨난 같은 것이라 할 수 있다.

이것이「노자도덕경(老子道德經)」제1장의 줄거리이다. 노자는 여기에서, 우주만물은 어떻게 나타나게 되었는가 하는 우주생성의 역사적 사실을 설명하려 한 것이 아니라, 만물의 생성변화의 원리를 밝힌 것으로, 이 원리에 따라 현재도 시시각각 우주는 변화 유동하며, 만물은 생성진화(生成進化)를 거듭하고 있다는 것이다.

### 만물생성(萬物生成)의 과정과 신(神)·기(氣)·정(精)

〈도〉는 덕의 작용에 의하여 유무(有無)라고 하는 법칙으로 상대계에 모습을 나타내게 되는데, 유라 해도 만물의 어머니〔근원〕라는 것이지, 만물 자체가 아니다. 만물이 우리가 보고 만질 수 있는 현상으로 나타나기 위해서는 또 하나의 단계가 필요한 것이다. 노자는 이것을 "〈도〉는 1을 낳고, 1은 2를 낳고, 2는 3을 낳고, 3은 만물을 낳는다"고 말하고 있다.

1이라는 것은 덕을 말한다. 그는 유와 무, 여기까지는 앞서 설명한 대로의 과정이며, 다음에 3이라는 단계가 있어 3에서 만물이 생겨난다는 것이다.

그럼 3이란 무엇인가 하면, "〈도〉 이것을 낳고, 덕 이것을 기르고, 물(物) 이것을 모양짓고, 세(勢) 이것을 이룬다"고 하는 것처럼 덕(德)·물(物)·세(勢)의 3가지인 것이다.

　제1의 덕이란 것은 앞에서 말한 〈도〉의 상대면으로서의 덕에서 유무라는 제2단계를 거쳐, 제3단계로 나타나는 것으로, 최초의 덕과 구별하기 위해 전자는 덕〔또는 玄德〕이라 하고, 후자는 (神)이라 한다. 신은 보통 〈마음〉이라 풀이되는데, 인간적인 의지라는 뜻이 아니고〔道에는 그와 같은 의지가 없음〕, 지향성(志向性) 또는 보편성(普遍性)이라는 의미이다.

　제2의 물(物)이라는 것은 아직 물질이라는 형체가 이루어지기 이전의 것이므로, 물질을 구성하는 질료(質料)라는 의미이며, 이것을 기(氣)라 한다.

　제3의 세(勢)라는 것은 동력원(動力源 ; 에너지)으로, 이것을 정(精)이라 한다. 즉 노자의 "〈도〉는 1을 낳고……"라는 만물생성의 과정을 다음과 같이 바꾸어 말할 수 있다.

　"절대적 존재인 〈도〉에서 덕이라는 상대면이 생겨나고, 덕에서 무와 유 두 개가 생기고, 무와 유라는 상대성에서 신과 기와 정이 생겨나고, 그 세 가지로부터 만물이 생겨난다."

　목수가 집을 세울 때 우선 설계도를 만들고, 그것에 기초하여 자재를 수집하며, 그 자재에 기술의 힘을 가하여 집을 세운다. 이 경우 설계도에 해당하는 것이 신(神), 자재에 해당하는 것이 기(氣), 그리고 힘이 정(精)에 해당된다. 설계도와 자재 그리고 힘 어느 하나라도 빠지면 집을 세울 수 없는 것처럼, 〈도〉가 현상화하려면 신과 기 그리고 정의 세 가지가 필요하다.

우주만물은 신·기·정(神氣精) 세 가지의 합동 작업으로 탄생된다. 인간도 물론 예외가 아니다. 그러나 신·기·정이 만드는 것은 인간이지 개인(個人)은 아니다.

미국인과 한국인은 피부색도 다르며, 얼굴이나 형체 유형도 다르다. 또한 같은 한국인이지만 지문(指紋)은 물론 코·입 등 모든 점에서 사람마다 다르며, 성격이나 사고방식도 모두 다르다. 이것이 타고나면서부터 각자가 가지고 있는 개성이라는 것이다.

이 개성은 어떻게 이루어지는가 하면, 정이 인간으로서 구체화할 때 성명(性命)이 매개(媒介)하기 때문이다. 개성이 없는 사람은 없으므로, 인간은 (타동물이나 식물도 그렇지

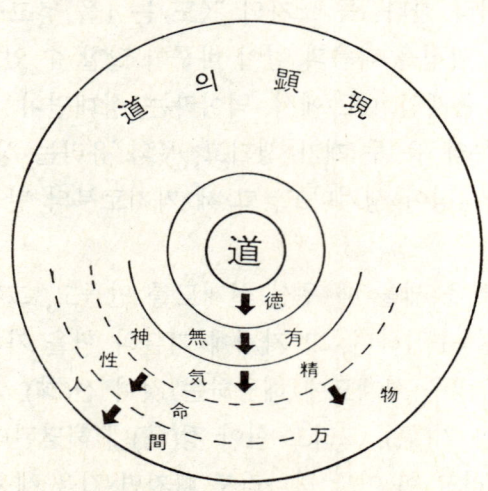

宇宙生成의 原理

만) 신·기·정과 〈성명〉에 의해 만들어졌다고 할 수 있을 것이다.

## 칼마(Karma)의 법칙으로부터의 탈출

한 인간이 이 세상에 태어나는 과정을 한번 더 살펴보면, 우선 만물생성의 과정에 의하여 실상계(實相界)에서 그 인간의 원화(原畵)가 만들어진다. 이것을 영화에서 예를 들어 보면, 영화 필름 같은 것이다.

그 필름을 영사기에 걸어 스크린에 영사시키는데, 이 영사기 역할을 하는 것이 성명(性命)이며, 스크린이 현실 세계이다. 이 경우 영사기에 결함이 없으면, 필름에 수록된 원화는 그 모습대로 스크린에 완전하게 투영된다. 그러나 만일 영사기의 렌즈가 붉게 착색되어 있다면, 스크린에는 붉은 모습으로 비춰지는 것이다.

인간은 누구나 절대불변(絶對不變), 완전무결(完全無缺)의 〈도〉의 발현체(發現體)에 해당된다. 그런데 현실계에 불완전한, 결함 있는 존재로 태어나는 것은, 〈도〉의 구체화를 매개하는 성명이 본질을 올바르게 투영하지 못했기 때문이다.

필름의 그림을 스크린에 투영시키기 위해서는 영사기가 절대 필요하다. 그러나 이것과 영사기의 성능이 어떠한가는 별개 문제이다.

그와 마찬가지로, 우리들이 개인으로서 현실계에 태어나려면, 성명의 역할이 불가분 필요하다. 만일 성명이 바르게 조정되어 있지 않을 때 또는 어떤 불순물이 섞여 있다고 하는 경우, 본래의 모습이 투영되지 못하는 것은 당연하다 하겠다. 그 불순물이라는 것은 상념층(想念層)에서 오는 파동이다.

과거 수천년 또는 수억년에 걸쳐 지구상에 살았던 몇백억이라는 인간의 상념은 파동으로 되어 상념층이라는 두꺼운 파동의 층을 만들고 있다. 여기에서 나오는 파동은 성명에 부착되어, 실상계에서 오는 파동을 지상에 구체화하는 매개를 담당하는 것이다.

이것을 인도 철학에서는 칼마(因果)라 하며, 종교에서는 업(業)이라 부른다. 칼마를 한마디로 나쁘다고 할 수는 없다. 우리가 사람마다 얼굴이 다르고 성격이나 기호(嗜好)가 다른 것은 칼마가 원인인 것이다. 이것이 인간 사회에 버라이어티를 제공해 주고 있다.

그러나 태어나면서 보기 싫은 얼굴이나 몸을 가진 사람, 또는 허약 체질이나 신체 결함이 있는 사람, 그리고 편향성(偏向性)의 성격이나 악벽(惡癖)을 가지고 태어난 사람들처럼 고유적인 것이 아니고, 역경 중에서 태어나 자라게 되는 운명에 놓인 사람들에게는 어쩌면 칼마가 그 사람의 일생을 결정하는 요인으로 곁들여질 수 있는 것이다.

칼마는 우주의 원리와는 별개의 법칙을 만들고 있다. 인간은 우주의 원리에 의해서 탄생되는데, 태어남과 동시에 칼마의 세계에 던져져서 칼마의 법칙에 지배된다.

칼마의 법칙이란, 태어난 자는 병들며, 살기 위해서는 고통을 받아야 하며, 점차 늙어서 쇠퇴해져 드디어 죽을 운명이라는 윤회의 법칙이다. 그러므로 진생을 실현하기 위해서는 칼마의 법칙에서 탈피하지 않으면 안 된다.

우리가 정신이나 육체 훈련을 하는 것은, 결국 칼마의 속박에서 자유로와지고자 하는 노력이다. 그것을 위한 학교 교육에서 특수 단련법(鍛鍊法) 또는 종교적 행법에 이르기까지 다종다양한 훈련법이 있으나, 과연 그런 방법이 칼마를 탈피하고 진생을 획득하는 데 얼마만큼 도움이 되고 있는지 알 수 없다.

### 정신 훈련과 육체 훈련은 병행할 것인가

선도에서는 〈성명쌍수(性命雙修)〉라는 것을 요란하게 부르짖는다. 일반적으로 성명쌍수라는 말은 다음과 같이 해석하고 있다.

성(性)이라 함은 선천적인 〈마음〉을 말하며, 인간이 출생 후에 마음〔정신〕을 만드는 원인이 되는 것이다. 또 명(命)이란 인간 육체 활동의 제 1 원인으로 되는 것이다.

인간은 정신과 육체라는 2개의 생명 활동을 행하고 있으며, 이 양자 중 어느쪽이건 결함이 있으면 건전한 생명 활동을 영위할 수 없다. 그러므로 어느쪽이건 치우침 없이, 다같이 훈련하는 것이 인격 향상에 필요한 것이다. 그런 뜻에서 성명쌍수란 정신적〔心理的〕 훈련과 육체적〔生理的〕 훈련을 병행하여 실천하라는 것이다.

이 해석은 매우 상식적이며 얼핏 줄거리가 통하는 것 같으나, 성명의 본질을 충분히 이해한 해석이라고는 생각되지 않는다.

그 첫째 이유는, 이 해석이 정신과 육체를 이원적 존재로 보는 사상에 기초하고 있기 때문이다. 앞에서도 비교해 본 것처럼, 서양에서는 육체와 정신을 분리하여 생각하는 습관이 있었으나, 고대 중국에서는 이 양자가 하나의 본체(本體)의 다른 양상이라 생각하고 있었다. 따라서 성과 명을 처음부터 분리시켜 생각한다는 것은 적어도 선도식 사고방식이라고는 생각되지 않는다.

두번째로, 육체와 정신의 훈련이라면 심신쌍수(心身雙修)라 할 법한데, 각기 선천적 원인인 성명이라는 구별하기 힘든 말을 사용하는 것은 이상하다고 생각된다.

세번째, 설령 이 해석에 따르려 해도 육체와 정신 어느쪽을 먼저 훈련할 것인가라는 문제가 생긴다. 현재 이 문제에 대해서는 중국의 도사(道士)들 사이에 성공(性功 ; 心理的訓練)을 먼저 수련해야 한다, 천만에 명공(命功 ; 肉體的訓練)이 먼저다 하고 요란하게 의논이 분분하다.

쌍수(雙修)의 의미에 대해서는 중국 특유의 어려운 말로 〈병진겸정(竝進兼程)〉이라고 설명되고 있다. 어느 한쪽이 먼저 앞서는 것이 아니라 양쪽이 같은 단계, 같은 과정을 같은 속도로 진행시키지 않으면 안 된다는 뜻이다.

그러면 도대체 정신과 육체라고 하는 다른 차원의 것을 동시에 같은 속도로 훈련시키는 데에는 어떤 방법이 있는 것일까? 정신과 육체를 서로 다른 두 개의 성명 현상으로 보는 한 그것은 불가능하다 할 것이다.

 단순한 예이지만, 우리는 심한 운동을 하면서, 깊은 사고에 잠길 수 있을까? 정신을 흥분시키면서 신체를 휴양시킬 수 있을까?

 정신과 육체가 하나로서의 양면이라는 견지에서 말하면, 정신 훈련은 동시에 육체 훈련이며, 육체 단련은 즉 정신 연마라고 할 수 있다. 또한 그런 마음 가짐으로 훈련함으로써 비로소 인격의 향상, 인간 완성에 도움이 될 것이다.

 검도(劍道)의 명수가 검선(劍禪) 일치가 된 것도, 가무(歌舞)의 명우가 여자역을 할 때는 여자의 마음가짐이 되라고 한 것도 같은 의미일 것이다.

 성명쌍수란 성(性)과 명(命)을 분리시켜 별도로 훈련하는 것이 아니라, 성명이라는 하나의 것을 훈련하는 것이 되지 않으면 안 된다.

 그런 방법에 의해서만 칼마에서 탈피하여 진생을 실현시킬 수 있는 것이다.

### 성명쌍수의 참뜻

 나는 거미가 질색이었다. 어렸을 때 공중에 친 거미줄을 대나무로 건드렸더니, 거미 한 마리가 대나무를 타고 깜박할 사이에 내 손을 거쳐 옷 속으로 들어온 경험으로 인해 싫어졌는지 모르겠다.

그러나 그 당시 벌집을 건드려 벌떼에 물려서 심한 부상을 입은 적도 있으며, 기러기뱀에 쫓겨 질려 버렸던 기억도 있다. 하지만 벌이나 뱀에 대해서는 그 후에도 혐오감이나 공포감을 조금도 가지지 않았던 것으로 미루어, 내가 거미를 싫어하는 것은 어쩌면 선천적 업보인지도 모르겠다.

거미에 대해서는 그 후에도 섬뜩하게 느낀 경험이 있으며, 거미를 싫어하는 감정은 점점 커져서 드디어 공포의 대상이 되어 버렸다. 시골 헌집 벽에 붙어 있는 손바닥만한 집거미의 음험한 생김새나, 침대 옆 방바닥을 기어다니는 혐오스러운 소리에 심장이 얼어붙는 듯한 공포감을 느꼈었다.

청년 시절 나는 큰 결심으로 거미에 대한 공포감을 극복하려고 생각했었다. 거미 같은 하찮은 벌레에게 큰 사내가 겁낸다는 것은 있을 수 없다는 생각으로, 거미를 보는 대로 손으로 잡겠다고 계획하고는 공포감을 누르고 실행하였다. 그러나 그 방법은 실패했다. 나의 거미에 대한 공포감이 해소되기는커녕, 오히려 더 커져서 그 상태가 중년이 지나도록 계속되었다.

칼마는 의지나 육체의 힘을 다하여 극복하려 해도 소용없다. 성격이나 육체의 개선은 정신이나 육체의 훈련으로 어느 정도 되지만, 칼마에서의 탈출은 불가능한 것이다.

우리가 육체나 정신 훈련을 하는 것은 칼마의 윤회(輪廻)에서 탈출하여 진생〔絶對的自由〕을 얻고 싶기 때문이다. 그것은 마치 내가 거미 공포에서 탈출하기 위해 힘을 다하여 거미를 정복하려 했던 노력과 같은 것이다. 공포의 원인은 거미〔칼마〕가 아니라, 실은 자기 마음의 혼돈이었던 것이다.
 인간은 우주 원리〔道〕의 발현체이다. 〈도〉에서 생겨난 신·기·정의 공동 작업에 의하여 인간은 현상화되어진 것이다. 인간은 소우주이기에 대우주에 있는 것은 모두 인간의 내부에 갖추어져 있다. 우리 체내에는 대우주와 직결하는 신·기·정이 생명의 근원으로서 엄연히 존재하고 있다.
 우리는 칼마의 법칙에 얽매어 감각을 외부로만 분산시키고 있기 때문에 신·기·정을 안에 가둔 채 우주 원리에서 고립되고 있는 것이다. 그것을 알아차리고 우리를 생성케 한 근원에 눈을 돌린다면, 칼마의 세계에 살면서 칼마의 법칙에서 탈피할 수 있는 방법을 찾아낼 수 있는 것이다.
 신·기·정이 우리를 이 현상계에 출현시키는 매개 역할을 한 것은 성명이다. 이 말은 역으로 현상계에 있는 우리들을 신·기·정을 통하여 〈도〉에 연결시키는 중간 역할을 해 주는 것도 성명이라고 할 수 있다.
 성명쌍수라는 것은, 칼마의 속박에 묶여 있는 육체나 정신을 훈련시켜, 힘들여 칼마를 극복하는 것이 아니라, 성명을 세련하여 그것을 통해서 〈도〉에 접근하는 노력을 한다는 것이다. 그 방법이 다음 장 이하에서 설명하는 행법이다.

# 제 2 장 연　　단(煉丹)

## 1. 연단술(煉丹術)에서 연단법(煉丹法)으로

### 신비의 베일에 싸인 연단(煉丹)의 비법

　중국의 고대사상(古代史上) 춘추전국(春秋戰國) 시대라는 500년이나 계속된 긴 전란의 와중에서, 불로불사의 탐구는 끈질기게 계속되고 있었다.
　발해만(渤海灣)의 연안 지방에 사는 방사(方士)들 사이에는 불로불사의 선약(仙藥)을 찾는 연구가 진행되고 있었다. 방사라 함은 종교가와 의사를 겸한 사람들로 부적(符籍)이나 기도(祈禱)로 병자를 고치는 사람이 있었는데, 그중에서 진보적인 사람이 약물 탐구라는 과학적인 방향에 눈을 돌린 것으로 생각된다.
　기원전 3세기 말엽, 진(秦)이 천하를 통일하고 춘추전국에

종지부를 찍은 후, 진의 왕이었던 시황제(始皇帝)가 항간에 떠도는 소문을 듣고, 발해만의 먼 바다 한가운데 있다는 봉래도(蓬萊島)에서 불사의 선약을 구하고자 대부대의 탐험대를 파견시킨 것은 지금까지도 전해지는 유명한 이야기다. 그러나 이와 같은 시도는 모두 실패로 끝나고, 시황제는 한을 남긴 채 49세의 젊은 나이로 이 세상을 떠났다.

그로부터 약 100년 후 왕위에 오른 전한(前漢)의 무제(武帝)도 열렬한 불로불사의 팬이었고, 방사들을 불러 불로불사의 이야기 듣기를 즐겼으며, 거기에 나타난 것이 이소군(李少君)이라는 방사였다. 그는 무제에게 불사의 선약 제조법을 가르쳐 주었다. 그것은 다음과 같다.

호남성(湖南省)에서 많이 나는 단사(丹砂)라고 하는 붉은 광물이 있었는데, 이것은 유황과 수은의 화합물이다. 이것을 솥에 넣고 열을 가하면 수은이 증발되며, 그것을 분리하여 냉각시켜서 우선 은을 만든다. 그리고 다시 다른 광물을 첨가하여 이런 조작을 되풀이하면 인공(人工)의 금이 얻어진다. 이것을 복용하면 불사를 달성할 수 있다고 하는 것이다.

무제가 즉시 이것을 제조하려고 덤벼든 것은 말할 필요가 없다. 이것이 소위 연단술(鍊丹術)이라고 하는 것이다. 그러나 후세 사람들은 이것을 보통 연금술(鍊金術)이라 부르는데, 연금술(鍊金術)이 아니라 연단술(鍊丹術)이 옳을 것이다. 왜냐하면 재화(財貨)를 목적으로 한 황금을 만드는 것이 아니고, 불로불사의 약물〔丹〕을 만드는 방법이기 때문이다.

그 후 서양에서도 연금술(鍊金術)이라는 기술이 널리 성행한 시대가 있었는데, 이것은 순전히 부(富)를 생산하는 목적인 황금 제조법이다. 중국의 기술은 금 뿐만 아니라 여러 가지 단(丹)을 제조하는 일종의 제약 기술로서, 그중 최고의 약이 금단(金丹)이었다는 것에 지나지 않는다.

그런데 무제는 이소군의 권유로 금단 제조에 뛰어들었으나 실제로 제조를 시작하기 전에 이소군이 사망한 것이다. 무제는 이소군이 정말로 죽은 것이라곤 생각하지 않았다. 그것은 시체를 관에 넣은 다음 발인하기 전에 다시 관을 열어 본 결과 의복만 남고 시체가 없어져 버렸기 때문이다. (이것은 尸解라는 방법으로 이에 대해서는 후에 자세히 설명함.)

이소군의 죽음으로 무제는 연단의 자세한 처방이나 제조법을 알 수 없게 되었고, 연단의 비법은 전과 다름없이 신비의 베일에 싸여지고 말았다.

### 베일 벗은 연단술(鍊丹術)

진(秦)의 시황제가 천하를 평정한 후, 중국에는 한(漢)이라는 통일제국이 약 400년간 계속되었고, 그 후 위(魏)·오(吳)·촉(蜀)의 삼국으로 분열되어, 소위「삼국지(三國志)」로 유명한 삼국시대에 접어든다.

그 당시 천주산(天柱山)의 석실(石室)에서 수행하며, 이상한 술법을 오랫동안 익혀 온 좌자(左慈 ; 左元放이라고도 함)라는 사람이 있었다.

당시 위국(魏國)의 국왕은 조조(曹操)라는 호걸로서, 원래가 완력지상주의(腕力至上主義)의 자신만만한 사람이었다. 조조는 좌자의 평판을 듣고 마음 속이 뒤집혀, 좌자를 궁중에 불러들여 1년도 넘게 식사도 주지 않고 방에 가두어 놓았다.

그런데 굶어죽은 것으로 생각한 좌자는 조금도 변함이 없었다. 이에 기분이 매우 언짢아진 조조는 그를 죽여 버리려고 마음 먹고, 옥문을 열어 작별의 주연을 베풀었다. 조조는 그 자리에서 좌자를 죽이려고 기회를 엿보고 있었다.

우선 어려운 문제를 던져 책임을 지우려 생각하고,

"이 즐거운 좌석에 5척짜리 도미 한 마리 없다는 것은 어딘가 쓸쓸하다. 다행히도 이 자리에 기술(奇術)을 쓸 수 있는 선인(仙人)이 와 계시므로 잡아내라고 할까."

하고 비웃듯이 말했다.

좌자는 알았습니다 하고, 신하에게 물통과 낚시를 가져오게 한 후, 물통 가득히 물을 부었다. 그리고는 그 속에 낚시를 넣어 커다란 도미를 낚아올렸다.

그 자리에 있던 모든 손님들이 경탄의 소리를 내는 것을 듣고 조조는 더욱더 속으로 불쾌히 생각했다. 조조가 좌자에게 잔을 올리라 했더니 좌자는 우선 자기가 먼저 반 잔을 마시고는 나머지를 조조에게 돌렸다. 그러자 조조가 무례한 놈이라고 호통을 치며 잔을 받지 않자, 좌자는 나머지 술을 마저 마시고 빈 잔을 공중으로 던져 버렸다. 그런데 그 잔은 공중에 딱 멈추더니 떨어지지 않는 게 아닌가. 조조를 비롯한 좌중의 손님들이 그 술잔에 정신을 빼앗기고 있는 사이

70  제 2 장 연    단(煉丹)

에, 좌자의 모습은 그 자리에서 사라져 버렸다.
　조조는 전국에 좌자를 체포하도록 지명수배를 내렸다. 쫓기는 좌자는 양떼에 섞이어 양으로 변신하기도 하고, 한쪽 눈이 사팔뜨기며 푸른 옷을 입은 노인의 인상서(人相書)를 돌렸더니 도시 사람 전체가 그 모습으로 되어 누가 누군지 분간할 수 없게 되기도 했으며, 행군하는 군인들에게 술을 듬뿍 먹여 열병식을 엉망으로 만들기도 하여 조조를 곯려

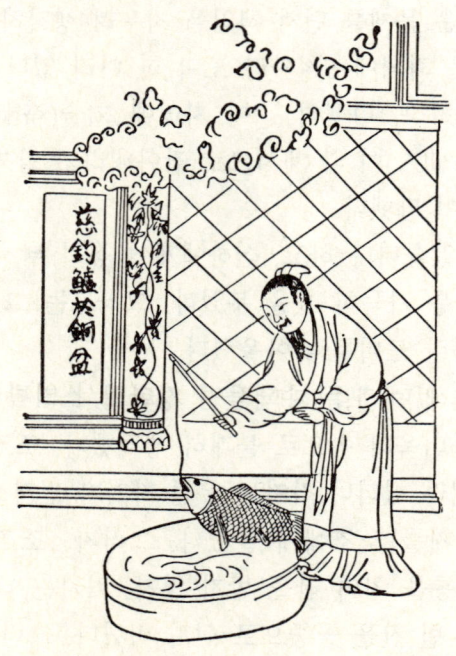

물통에서 도미를 낚아올리고 있는 左慈

주었다.

 좌자는 또 오(吳)나라에 나타나 영주인 손책(孫策)의 미움을 받았다. 손책이 타고 있는 말 앞을 높은 나막신을 신고 걸어가는 좌자를 손책이 뒤에서 찔러 죽이려고 말을 채찍질하여 몰아도 따라잡을 수 없게 하는 등 성가시게 굴었다.

 좌자는 권력자가 민중을 무시하고 멋대로 정치하는 것을 용서하지 않고 그 반성을 촉구하려고 그런 불쾌한 일을 하였으나 하등의 효과가 없게 되자, 또다시 산으로 숨어 터득한 연단의 비법을 제자인 갈현(葛玄)에게 물려주고 승천(昇天)하였다.

 갈현은 이 비법을 제자인 정은(鄭隱)에게 전하고, 정은은 그것을 갈홍(葛洪)에게 가르쳤다. 갈홍은 4세기 초경의 사람으로 당시의 대철학자이며 또 화학자이고, 저서에 전념하여 유명한「포박자(抱朴子)」를 지어 연단법(煉丹法)을 처음으로 공개하였다.

 이렇게 하여, 지금까지 신비의 베일에 싸였던 연단술(鍊丹術)이 갈홍에 의하여 과학적인 기술로서 일반에 소개되었다.

### 행법〔煉丹法〕으로 이행된 연단술(鍊丹術)

 갈홍은「포박자」중에서 연단술을 자세히 설명하고 있다.
 약물에는 상·중·하의 3등급이 있으며, 상약으로는 성선용(成仙用), 중약에는 양생보건용(養生保健用), 하약은 질병치료용의 것이라고 구분하고 있다. 또 품종별로 말하면, 최상이 단사(丹砂 ; 유화수은), 다음이 금은(金銀), 다음이 지(芝에는 石芝, 木芝, 草芝, 肉芝, 菊芝의 5종이 있음), 다음이 운모(雲母), 다음이 명주(明珠 ; 진주), 다음이 웅황(雄黃 ; 鷄冠石), 다음이 석영(石英), 그리고 빈백지(彬栢脂 ; 송진), 복령(茯笭 ; 소나무 뿌리에 기생하는 일종의 균), 지황(地黃 ; 참깨), 맥문동(麥門洞 ; 百合科의 植物), 황련(黃連 ; 毛良科의 植物) 등 계속 열거되어 있다.

이들 약물은 단독으로 사용될 때도 있으나 여러 종류의 것을 화학적인 조작에 의하여 인공적으로 합성시키는 일이 필요하며, 이렇게 해서 만든 약을 단(丹)이라 한다. 단에는 단화(丹華), 신부(神符), 신단(神丹), 환단(還丹), 이단(餌丹), 연단(鍊丹), 유단(柔丹), 복단(伏丹), 한단(寒丹)의 9종이 있어 이것을 9단이라 한다. 그중에 단화가 최상이며, 이것이 금단(金丹)이다.

갈홍은 금단을 비롯 9단의 처방과 제법을 자세히 설명하고 있다. 그런데 그것은 오늘날 제약법의 선구로서 귀중한 역할을 한 것이 사실이지만, 단지 순수한 화학 기술에 지나지 않는다.

보다 중요한 것은, 갈홍도 강조하고 있듯이 연단(鍊丹)은 단순한 물질의 합성이 아니라는 것이다. 금이 약물로서 그처럼 가치 있는 것이라면, 왜 천연 금을 사용하지 않는가 하는 의문이 당연히 생기는 것이다. 갈홍도 이와 같은 의문을 스승인 정은에게 문의해 보았다.

그때 정은은,
"선경(仙經)에 '단정(丹精)은 금을 낳는다'라고 했는데, 불로불사에 필요한 것은 광물이나 부(富)로서의 금이 아니라 정(精)으로 만들어진 금이다. 그것은 인간의 성(誠 ; 진심)으로 만들어낼 수 있는 것이다."
라고 대답하였다.

이처럼 연단술에는 순수한 물질적 기술과 행(行)으로서의 기술 두 가지가 섞여 있다. 그리고 상급의 연단이 될수록 행의 요소가 많이 요구되고 있는 것이다. 이 행의 요소가 물질적 기술과 떨어져 독립적 행법으로 옮겨진 것이 연단(煉丹)의 법이다. 그리고 물질적 기술은 순수한 화학 기술로서 후세의 제약 공업의 선구로서 독자적인 길을 걷게 되었다.

### 비전(秘傳)-법(法)과 결(訣)

선도의 행법에는 〈법〉과 〈결〉이라는 것이 있다. 법은 일반에게 공개하거나 문서로 기록해 두기도 하지만, 결은 절대 비밀로 스승이 전수할 자격이 있다고 인정하는 제자에게만 1대1로 구전하도록 되어 있다. 이것을 구결(口訣)이라고 하여, 타인이 엿보아 아는 것을 허용하지 않는 비전, 오의(奧儀)인 것이다.

더욱이 이것은 선도에서만 그런 것이 아니라, 동양에서는 무술이나 예도(藝道)에서도 취하는 방식이다. 스승이 거드름 피우거나 내놓기 애석해 하는 것이 아니며, 비법의 진수(眞

髓)는 글자나 말로써 표현될 수 있는 것이 아니다. 또한 말해 보아도 그 경지에 이르지 못한 사람에게는 이해되어질 수도 없으며, 그것이 후세에 잘못 전달되는 일이 생긴다면 세인을 그릇 인도하는 결과가 되므로 함부로 공개하지 않는 것이다.

기록이나 문헌 등에 만드는 법이 씌어 있었지만, 그대로 실행하여도 가장 중요한 급소(急所)를 모를 때가 허다하다.

앞서 말한 이소군이 무제에게 가르친 연금술도 결국은 이소군의 타계로 인하여 요령을 터득 못하고 끝나 버렸다. 그 얼마 후 전한(前漢) 말기(宣帝 때)에 유향(劉向)이라는 궁중도서계를 맡고 있던 대학자가 있었다. 우연히 이 사람의 손에 연금술의 비법이 씌어 있는 문헌이 들어왔다.

그 경위는, 무제의 일족에 준남왕(准南王)인 유안(劉安)이라는 사람이 있었는데, 그 왕은 당시의 임금들과는 달리 학문, 특히 도서에 관한 연구에 열성적이어서 전국으로부터 위대한 학자나 도사를 수천 명씩 모아 그 방면의 연구에 종사시켰으며, 귀중한 문헌도 많이 편찬시켰다.

그중의 하나가 유명한「준남자(准南子)」라는 책으로, 지금도 도가(道家)의 경서(經書)로서 널리 읽혀지고 있다. 유안은 그 후 간신의 모략으로 모반 혐의를 받아 세상을 떠났으나, 이 사건의 조사에 임했던 사람이 유향(劉向)의 부친인 유덕(劉德)이었기 때문에「준남자」의 장서(藏書)가 유향의 손에 들어간 계기가 되었다.

유향은 이 문헌을 기본으로 하여 연금의 법을 문서로 만들어 선제에게 바치면서 이 법대로 하면 반드시 금을 만들 수 있다고 아뢰었다. 그래서 황제는 유향에게 막대한 비용을 들여도 좋으니 금을 만들도록 명령하였다. 그러나 비용만 터무니없이 들어갈 뿐 금은 만들어지지 않았다. 이에 노한 황제는 결국 유향을 붙잡아 사기죄로 사형시키려고 했다. 그런데 다행히도 유향의 형이 동분서주 힘써서 겨우 그의 목숨은 건질 수 있었다.

  이로써 일반 사람들은 유향과 같은 대학자도 해내지 못했으므로 연금술은 가짜라고 비웃게 되었다.

  이 사실(史實)에 대해 갈홍은,

"유향의 실패를 보고 연단의 법을 부정하는 것은, 홍수나 한발 때문에 농사를 거둬들이지 못했을 때 농경의 법을 부정하는 것과 같다."

고 비평하였다.

  이는 곧 유향이 법은 알고 있었지만 결(訣)을 터득하지 못하여 목적을 달성할 수 없었던 것이라 하겠다.

  그러나 결은 법 중에 숨겨져 있는 것이기 때문에, 우선 법에 따라 자기를 연마하고 자기 특성에 맞게 연구를 거듭하면서 신념을 가지고 끈기 있게 훈련하면, 비록 좋은 스승을 얻지 못해도 반드시 신령의 호응과 가호를 받아 결을 터득할 수 있을 것이다.

## 연단(煉丹)은 정(精)의 연성(煉成)

단(丹)이란 약(藥)을 말한다.

연단술(鍊丹術)에는 천연적으로 생산되는 광물이나 식물을 재료로 하여 인체에 유익한 약물을 합성한다는 화학적 기술과 생리적·심리적 훈련에 의하여 직접 체내에 단을 결성시키는 행으로서의 기술이 혼합되어 있다 함은 이미 설명한 바 있다. 외부에서 화학적으로 만들어지는 단〔약〕과 체내에서 결성되는 단과는 당연히 다른 종류의 것이다.

그래서 이것을 구분하기 위해 전자를 외단(外丹 ; 또는 小丹)이라 하고 후자를 내단(內丹 ; 또는 眞丹)이라 하여, 내단을 만드는 기법을 연단법(煉丹法 ; 또는 內丹法)이라 한다.

그러면 내단이란 무엇인가? 그것은 한마디로 〈기(氣)〉다. 우주 만물은 모두 기에 의하여 구성되어 있다. 기는 물질의 극한적 질료(質料)이다. 물질을 계속 쪼개어 더 이상 쪼갤 수 없는 최후의 것, 그것이 기이다. 그러므로 우주의 현상은 모두 기의 이합집산(離合集散)에 의하여 생성 변화한다.

현대 물리학에서는 물질의 근원을 소립자(素粒子)라고 한다. 현재로서는 소립자를 더 이상 쪼갤 수가 없다. 그러나 과학자들은 소립자보다 더 미세한 것이 있다고 예상하고 있다.

다만 과학으로 실증(實證)이 안 되므로 현재로서는 작은 것이 소립자로 되어 있으나, 기는 소립자보다 더욱 깊은 것, 더 이하의 것은 없다는 궁극의 질료이다.

## 1. 연단술(鍊丹術)에서 연단법(煉丹法)으로

인체도 물론 기의 집합체이다. 인간은 신·기·정의 합체라고 전장에서 설명했는데, 기가 정을 동반하여 성명(性命)이라는 두 면에 나타난 것이 인간이다.

내단이라 하는 것은 이 정의 결정이다. 그래서 연단을 또한 연정(煉精)이라고도 한다. 연(煉)이란 고루고루 섞이도록 이기는 것으로, 마치 몇 가지의 재료를 반죽하는 것과 방법이 유사하기 때문에 연단이라 한 것이다.

다만 이 경우는 재료와 다른 것을 만든다고 하기보다, 현재 있는 것을 정련(精煉)한다는 의미이다. 즉 연단이란 체내의 정을 정련하여 다시 순도 높은 것으로 하는 기술이다.

정은 성명(性命)으로 되어 인간의 정신 및 육체라고 하는 생명 활동을 행하므로, 연정은 동시에 성명의 정련이라 할 것이다. 이것이 앞서 말한 성명쌍수(性命雙修)라는 것이다.

인간의 정신 및 육체는 성명이 구체화된 것이다. 그것은 칼마나 후천적인 부자연 행위로 인하여 오염되어 있으므로 정신적이든 육체적이든 이미 나타나 있는 것을 아무리 훈련해도 효과는 없다. 혼탁한 하천의 하류를 만지작거려도 물은 깨끗해지지 않는다. 물을 깨끗이 하려면 수원을 정화하지 않으면 안 된다.

그것과 마찬가지로, 칼마에서 탈출하여 성명 본래의 모습을 완전히 발현시키기 위해서는 성명 자체를 연성(煉成)하지 않으면 안 된다. 성명의 연성이라 하는 것은 그 근원인 정을 연성하는 것이다. 정을 연성한다는 것은, 인간의 본원인 신·기·정의 활동을 활발히 하는 것이다. 본래 인간은 도의 발현체이다. 그것은 신·기·정에 의하여 구체화되며, 인간은 내재하는 신·기·정을 통하여 근원인 도와 직결되어 있다.

절대적이며 완전한 도가 불완전한 표출을 하고 있는 것은 신·기·정이 약화되어 잠들어 있기 때문이다. 그렇게 만든 것은 인간 자신의 후천적인 마음〔지식〕이지만, 신·기·정을 잠재워 그 활동을 왕성하게 하면 도의 완전성이 인간의 내부에서 빛나기 시작하여 자연의 영광을 되돌릴 수가 있다. 이것이 자연물로서의 인간의 본래 모습이다. 그리하여 우선 그 제1단계로 행하는 것이 정의 연성, 즉 연단의 법이다.

### 인체의 삼단전(三丹田)

동양, 특히 옛날 중국에서는 단전(丹田)이라는 것을 중요시하였다.

단전을 '배짱'이라 하여 진짜로 큰 인물은 '배짱 있는 사람'이어야 한다고 말하고 있다. 그 대표적인 인물로 을지문덕은 수나라의 대군을 청천강에서 물리쳤으며, 이순신은 열세인 해군력을 이끌고 왜적을 패망시켰다.

인간의 근원적인 생명 활동, 예를 들어 내장기관(內臟器官)의 활동, 혈액 순환 등은 의지의 지배를 받지 않는다. 그것은 자율신경(自律神經)에 의하여 움직이고 있다. 자율신경에는 주로 흥분작용을 담당하는 교감신경(交感神經)과 흥분을 억제하는 역할을 하는 부교감신경(副交感神經)이 있는데, 그중 어느 것이 보다 강하게 작용하느냐에 따라서 그 사람의 성격이나 체질이 결정된다.

 교감신경의 활동이 강한 사람은 머리는 좋은데 감정적으로 흥분하기 쉬워 화를 잘 내고, 이기적이고, 타인과의 협조가 안 되며, 병에 잘 걸려 오래 못 사는 경향이 있다. 반대로 부교감신경의 활동이 강한 사람은 이간성이 풍부하고, 매사에 들뜨지 않는 인품으로, 건강하고 장수하는 경향이 있다.

 이른바 담이 큰 사람이란 부교감신경 타입의 사람이며, 자신의 이해 관계를 생각하지 않고 남을 위하는 도량을 지니고 있기 때문에 국가적인 대사업, 후세에까지 이름을 남기는 업적을 이룩하는 사람은 대개 이런 타입의 사람이다. 명성이나 공적은 별개로 치더라도 인간으로서 진생을 완성하려면 아무래도 부교감신경의 활동이 강해야만 된다.

 이 교감·부교감신경의 강약은 타고나는 경향이 있으나 그것이 일생을 지배하는 것은 아니고, 교육이나 훈련으로 자유로이 바꿀 수 있는 것이다. 옛날에는 '배짱 있는 사람'이 정계, 재계를 비롯한 각 분야의 정상에 허다히 있었다. 그런데 지금은 머리가 좋은 교감신경형의 사람들이 지도자로 되어 있기 때문에, 교육도 사회제도도 모두 교감형으로 기울어져 버린 것은 가장 불행한 일이다.

 '배짱〔담력〕'이라는 것은 하단전(下丹田)을 말한다.

 인체는 크게 세 부분으로 나눌 수 있다. 목 위, 목에서 배꼽까지의 동체(胴體), 그리고 배꼽에서 발까지의 부분이다. 이 세 부분에는 각기 중심이 되는 곳이 있다. 상부의 중심은 양 눈썹의 중간으로 생리학에서 말하는 뇌하수체(腦下垂體)

가 있는 부분이다. 중앙부의 중심은 심장 밑이며, 자율신경이 내장(內臟) 각 부분에 나뉘어져 있는 모양이 마치 태양광선이 팔방으로 방사하고 있는 상태와 같다고 하여 태양신경총(太陽神經叢)이라 이름 붙여져 있는 부분이다. 또 하부의 중심은 남자의 경우 전립선(前立腺), 여자는 난소(卵巢) 부분으로, 생식 작용의 근원에 해당된다.

이 세 중심부를 위로부터 각각 상단전(上丹田), 중단전(中丹田), 하단전(下丹田)이라 한다. 이것들은 인간의 생명 활동의 중추부로, 상단전은 지적 활동(知的活動), 중단전은 마음, 하단전은 성적 활동(性的活動)을 중요한 역할로 하고 있다.

단전이란 명칭은 단을 만들어 저장한다는 정도의 뜻인데, 체내에 내재하는 신·기·정도 신은 상단전, 기는 중단전, 정은 하단전을 본거지로 하고 있는 것이다.

연단은 정의 연성을 목적으로 하기 때문에 하단전에서 행해진다. 그것은 마치 재료를 공장의 가마 속에 집어넣어 바람이나 열을 가하여 정련(精鍊)하는 것과 흡사하다. 이 경우 재료에 해당하는 것이 정, 바람에 해당하는 것이 기, 불에 해당하는 것이 신이며, 가마가 하단전이 되는 것이다.

## 2. 연단(煉丹)의 기법(技法)

### 정좌(靜坐)의 자세

연단의 법은 정좌법(靜坐法)이다.

정좌에는 중요한 세 가지 요소가 있다. 첫째는 자세〔체위〕, 둘째가 호흡, 셋째가 의식(意識)이다.

먼저 자세부터 설명한다. 정좌란 앉아서 하는 것이 보통인데, 좌(坐)라는 것은 체위를 말하며, 반드시 앉는 것으로 한정되지는 않는다. 누워서 할 수도 있고, 또 서서 하는 것도 가능하다. 그러나 이들 방법은 뒤에서 설명하기로 하고, 여기서는 원칙적인 앉는 자세에 대하여 설명하고자 한다.

앉는 법에도 여러 가지 있어서 그것을 좌법(坐法)이라고 한다. 좌법에 대해서는 전서(前書)「현대에 사는 선도」에 자세히 설명되었으므로 그 이상의 설명을 생략하고,〈정좌삼법(正坐三法)〉이라는 다음과 같은 좌법단을 설명한다.

(1) 단좌(端坐)=무릎을 꿇고 앉는 방법이다.

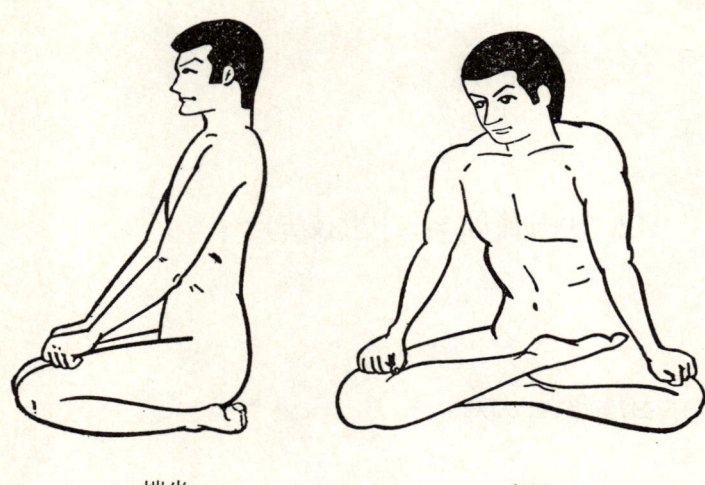

端坐　　　　　　　盤坐

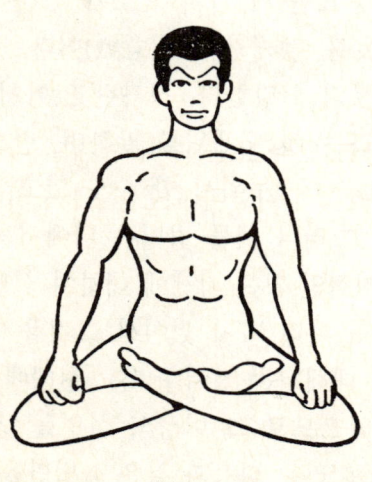

趺坐

(2) 반좌(盤坐 ; 單盤이라고도 함)=오른발의 뒤꿈치를 회음부(會陰部)에 대고, 왼발의 발바닥을 위로 향하게 하여 오른발 복사뼈 근처에 올려놓는 방법이다.
  (3) 부좌(趺坐 ; 雙盤이라고도 함)=양 발목을 중앙에서 교차시키고, 두 발바닥을 위로 향하게 하여 각각의 상대발의 복사뼈 위에 놓는다. 이른바 좌선할 때 앉는 방법이다.
  이 세 가지의 앉는 방식이 원칙인데, 비만한 사람이나 노령자, 기타 이 방식이 곤란한 경우에는 편법으로서 다음과 같은 방식을 취하는 것도 무방하다.
  (4) 하반좌(下盤坐)=양쪽 정갱이를 옆으로 평행시켜 앉는 방법이다.
  (5) 평좌(平坐)=이것은 걸터앉는 방식이다. 이 경우 두 발바닥이 완전히 바닥에 닿을 정도의 높이가 필요하다.
  덧붙인다면 반좌, 부좌 및 하반좌의 경우에는 얇은 방석을 두 겹으로 접어 엉덩이 아래에 깔면 안정된다. 남자는 반좌 또는 부좌, 여자는 단좌 또는 부좌가 제일 바람직하다. 어떤 자세를 취하든 반드시 다음과 같은 점에 주의해야 한다.
  ● 요골(腰骨)을 똑바로 세울 것
  그러기 위해서는 적당한 자세로 앉은 다음, 상반신을 앞으로 내밀어 엉덩이를 약간 들어서 척추 끝을 가능한 한 뒤쪽으로 내밀 듯이 펴고 거기에 엉덩이를 내린다. 엉덩이 위치를 움직이지 않도록 하며, 이번에는 상반신을 뒤로 젖히고 아랫배를 앞으로 내밀 듯이 하여 그런 상태로 상반신을 똑바른 위치로 되돌리면, 엉덩이가 뒤로 당겨져 아랫배가 앞으로 나오는 형태로 되어 요추(腰椎)가 똑바로 서게 된다.
  ● 후경부(後頸部)를 펼 것
  턱을 당기고 후두부로 하늘을 찌를 듯이 하면 목덜미가 쭉 펴진다. 얼굴은 약간 아래를 향하게 하고, 이마는 정면으로 향하며, 시선은 1미터 정도 앞쪽의 바닥에 닿게 한다.
  ● 전후 좌우로 기울지 말 것
  귀와 어깨, 코와 배꼽, 머리 끝과 항문을 연결하는 선이 마루와 수직이 되도록 한다.
  ● 어깨, 팔꿈치를 내리고, 온몸을 이완시킬 것
  자세를 흐트리지 않고, 양 어깨 및 양 팔꿈치를 내리고, 온몸을 편하게 이완시킨다. 허리띠, 넥타이 등 신체를 묶는 것은 풀어놓는다. 가슴과 팔꿈치는 펴지 않도록 한다.
  ● 기 타
  두 손을 가볍게 쥐고 (엄지를 가운데 두고 쥔다) 손등을 아래로 하여 양 발의 복숭아뼈 위 또는 중앙에 자연적으로 놓는다. 눈은 가볍게 감든지, 눈꺼풀을 반쯤 내려 반쯤 감으며, 시선은 전방 바닥에 가게 한다. 입은 가볍게 다물며, 치아는 가볍게 맞닿게 하고, 혀 끝을 입 천정에 붙여 움직이지 않게 고정시킨다.


**호흡의 종류와 조식(調息)**

  정좌의 2요소인 두번째는 호흡〔숨〕이다.
  보통 우리들은 호흡을 〈숨〉이라 하는데, 선도에서는 호흡을 네 가지로 분류하며, 그중의 하나가 〈숨〉에 해당된다. 즉 풍(風), 천(喘), 기(氣), 식(息)의 네 가지이다.

풍이란 바람이 부는 듯한 거친 호흡이다.

천은 식식, 색색 하고 소리나는 호흡이다.

기는 할딱할딱 가쁘게 쉬는 호흡이다.

이상 세 가지는 호흡이지만 숨이 아니고, 네번째에 비로소 숨이라는 호흡이 등장한다. 우리가 일상 생활 중에 습관적으로 하는 호흡은 대개 이 세 가지 중의 하나이다. 이것을 일상 습관적으로 하는 호흡이라 하여 자연호흡(自然呼吸)이라고 하는데, 이것은 부자연한 생활 방식 속에서 습관이 된 호흡 방식으로 인간 본래의 호흡이 아닌 것이다.

예를 들면 카바레나 영화관 안에서는 자연적으로 얕고 짧은 호흡을 하는데, 이것은 오염된 공기를 깊이 들이마시면 건강에 좋지 않으므로 본능적으로 얕은 호흡을 하게 되는 것이다.

휴일에 해변이나 산으로 가서 맑은 공기에 접했을 때는 무의식적으로 깊게 숨을 쉰다. 그런데 도시에 사는 사람은 온종일 오염된 공기 속에 있기 때문에 불안스럽고 얕은 호흡이 습관으로 되어 버렸다.

〈식(息)〉이라 하는 것은 '산다'는 것으로 본래의 생명 유지를 위한 자연 행위이기 때문에 이러한 부자연스런 호흡은 숨이라 할 수 없다. 이것을 범식(凡息)이라고 한다. 범식은 기의 나감이 많고 흡입이 적기 때문에, 호흡할 때마다 체내의 기가 조금씩 감소되어, 몸이 점차 쇠퇴하는 결과가 된다.

항상 생기를 잃지 않으려면, 기의 흡입을 많이 하고 내보내는 것을 적개 하는 것이 필요하다.

그런데 네번째의 〈식(息)〉이라는 것은 조용하고 깊은 복식호흡(腹式呼吸)을 말한다. 건강한 어린아이가 잠잘 때 조용한 복식호흡을 하는데, 그것이 참된 자연호흡인 것이다.

〈식〉에도 두 가지가 있어 〈진식(眞息)〉과 〈태식(胎息)〉으로 구분한다. 진식이란 지금 말한 것과 같은 인간 본래의 자연 호흡인 것이다.

또 〈태식〉이라는 것은 태아가 태내에서 하는 것과 같은 호흡으로, 외부〔외계〕와의 교류는 거의 없이 체내에서만 행하는 호흡이다. 일명 내호흡(內呼吸)이라고도 한다.

정좌에 이용되는 호흡은 숨, 즉 진식과 태식으로, 앞서의 세 가지 호흡은 사용하지 않는다. 더욱 태식은 연단의 단계와 과정에서는 사용하지 않으므로 자세한 설명은 제4장으로 미룬다.

그런데 진식은 본래의 자연호흡이기 때문에 당연히 무의식중에 자연적으로 하게 된다. 그러나 우리는 부자연한 호흡법이 습관으로 되어 있기 때문에 곧바로 무의식적으로 진식을 할 수는 없다. 그래서 의식적으로 진식에 가까운 호흡을 할 필요가 있다. 이것을 〈조식(調息)〉이라고 한다.

즉 조식이란 진식을 이끌어내기 위한 일종의 호흡 조정법이며, 자연적으로 (무의식적으로) 진식을 할 수 있도록 하기 위한 훈련법이라고도 할 수 있다.

## 복식호흡(腹息呼吸)과 그 훈련법

조식은 의식적(意識的)인 호흡법이다. 의식 호흡에는 흉식호흡(胸式呼吸)과 복식호흡이 있는데, 조식은 진식〔자연적인 복식호흡〕의 훈련이기 때문에 복식으로 행한다.

복식호흡은 횡격막(橫隔膜)을 위아래로 움직이는 것에 의하여 이루어지는데, 횡격막을 위아래로 움직이려면 하복부를 팽창 또는 수축시키면 되는 것이다. 이 경우 두 가지 방법이 있다.

숨을 들이쉴 때 하복부를 팽창시키고 숨을 내쉴 때 하복부를 수축시키는 방법〔이것을 〈順呼吸法〉이라 한다〕과 그 반대로 들숨 때 배를 수축시키고 날숨 때 배를 팽창시키는 방법〔이것을 〈逆式呼吸法〉이라 한다〕의 두 가지이다. 어느 방법이건 아랫배를 팽창시키면 횡격막이 내려가고, 아랫배를 수축시키면 횡격막이 올라가므로, 이것을 교대로 반복하면 횡격막이 상하로 운동하게 된다.

정좌의 경우는 순호흡법을 사용하는데, 복식호흡에서 가장 주의해야 할 점은 하복부 이외의 아무 곳에나 힘을 주지 않는 일로서, 그 연습을 위해서는 역식호흡법도 크게 도움이 된다.

복식호흡에서 제일 힘이 들어가기 쉬운 부분은 상복부〔배꼽 위, 胃 부분, 명치 끝〕로서, 여기에 여분의 힘이 주어지면 건강에 해로우므로 상복부에는 힘이 들어가지 않게 하며, 하복부만 팽창시키고 수측시키도록 할 필요가 있다.
 그 연습법을 2, 3가지 소개한다.
 (1) 오른손 바닥을 위로 하여 갈비뼈 아래에 대고 왼손은 하복부를 받치도록 하여, 숨을 급속히 토하면서, 상체를 두 개로 접는 듯이 구부림과 동시에 하복부에 힘을 주어 팽창시킨다. 천천히 숨을 들이마시며 상체를 일으켜 하복부를 수축시킨다(역식호흡법).
 (2) 두 손을 갖다 대는 대신 이 부분에 띠를 몇 겹으로 감아서 실시한다.
 (3) 두 다리를 벌리고, 무릎을 약간 구부리고 서서 상반신을 앞으로 조금 기울이며, 두 손은 상반신을 떠받치듯이 넓

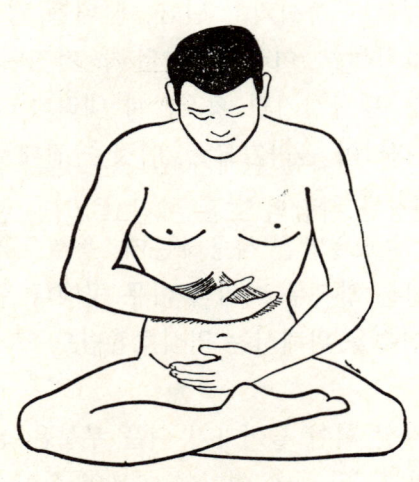

逆式呼吸法

적다리 위에 얹는다. 코는 급격히 숨을 토하고, 하복부의 내벽이 등뼈에 붙을 정도로 힘을 주며 배를 수축시킨다. 다음에는 조금 천천히 숨을 들이쉬면서 하복부를 팽창시키고, 들숨이 끝나는 순간 하복부에 힘을 꾹 준다.

(4) 위를 보고 누워, 두 무릎을 세운다. 두 손바닥을 모두 하복부에 대고, 천천히 숨을 내쉬면서 하복부를 수축시킨다. 이때 두 손에 힘을 주어 하복부를 압박한다. 다음에는 조금 빨리 숨을 들이쉬면서 하복부를 팽창시키고, 동시에 두 손의 힘을 뺀다.

이들 방법을 상복부가 굳어지지 않도록 주의하면서 행하여 요령을 터득하도록 한다. 어느 것이나 처음부터 무리하게 힘을 들이지 않는 것이 중요하다.

### 조식(調息)의 원칙〔細, 長, 深, 均〕

호흡이 신체의 건강과 밀접한 관계가 있다는 것은 누구나 다 아는 사실이다. 건강한 사람의 호흡은 깊고 긴데, 병자는 짧고 거친 호흡을 한다. 마찬가지로 호흡은 마음의 움직임과도 밀접하게 연결되어 있다. 감정이 거칠거나 착잡하면 호흡도 격해진다. 반대로 호흡이 흐트러지면 마음이 불안해진다.

이처럼 호흡은 신체나 마음과 일체가 되어 있다. 어느쪽이 원인이 되고 어느 편이 결과라고는 할 수 없으나, 호흡의 조정으로 신체도 마음도 컨트롤할 수 있는 것은 확실하다.

옛날부터 무술이나 예도(藝道)에서는 호흡을 중요한 수단으로 삼고 있었다. 또 작업면에서도 공동 작업에는 호흡이 일치하는 것을 필요로 하고 있다. 선도(仙道)의 조식(調息)도 행(行)의 목적을 위한 중요한 수단이다. 조식의 비결은 '세(細), 장(長), 심(深), 균(均)'의 넉 자로 표현할 수 있다.

〈세(細)〉는 가늘고 조용하게라는 뜻으로, 조용하게 라는 것은 귀에 소리가 들리지 않는 상태를 말한다.

〈장(長)〉은 글자 그대로 긴 것을 말하는데, 사람에 따라 능력이 다르므로 일정한 표준은 정할 수가 없다. 능력이 있는 한 길면 길수록 좋을 것이지만, 한두 번은 억지로 하고 뒤이어 계속하지 못하면 쓸모가 없다. 몇십번, 몇백번 계속해도 일정한 길이가 유지되어야 한다.

〈심(深)〉은 복식호흡에 관한 것이다. 들숨〔흡입〕 때 하복부를 팽창시켜 횡격막을 내리고, 폐의 아래 부분까지 가득히 공기를 집어넣는다. 또한 날숨〔토해냄〕 때에는 하복부를 움츠려 횡격막을 올리고, 폐 속을 완전히 비운다.

〈균(均)〉은 고르다는 말로서, 각 호흡의 길이, 들숨과 날숨의 리듬을 일정하게 한다는 것이다. 호흡의 길이에는 개인차가 있기 때문에, 각자가 자기의 능력에 따라 길이를 정하고 그 리듬을 무너뜨리지 않도록 하는 것이다. 예를 들면 4맥박의 시간을 들여 숨을 들이쉬고, 1맥박 정도로 멈추고 6맥박 동안 내쉬고, 또 1맥박 정도로 멈추었다가 4맥박 동안 들이쉰다는 식으로 각자에게 가장 적합한 리듬을 미리 정하여 둔다.

다만 동시에 나머지 세 조건을 충족시키는 일도 잊어서는 안 된다. 또 길이나 비율은 훈련에 의하여 점차 늘려 가도록 유의해야 한다. 처음에는 1분간에 6호흡 정도로부터 4호흡, 3호흡, 2호흡 정도까지로 하는 것이 바람직하다.

요는 먼저 코로 가늘고 길게 내쉬면서 하복부를 움츠리

### 호흡의 종류

| 호 흡 | | 숨〔息〕 | |
|---|---|---|---|
| 외호흡<br>(外呼吸) | 일상 생활에서 행하는 무의식 호흡 | 범식 (凡息 ;<br>　　風, 喘, 氣) | |
| 의식호흡<br>(意識呼吸) | 행법의 달성을 쉽게 하고 진식(眞息)을 가능하게 하기 위한 호흡의 의식적 조정법 | 역식(逆息 ;<br>　　역호흡) | 들이쉴 때 아랫배를 수축시키고, 내쉴 때 아랫배를 팽창시키며, 힘을 들여 행한다. |
| | | 무식(武息 ; 武火) | 들이쉴 때 아랫배를 팽창시키며, 내쉴 때 아랫배를 수축시키며, 힘을 들여 행한다. |
| | | 호흡등장<br>　　(呼吸等長) | 날숨과 들숨의 길이 같게 |
| | | 호단흡장<br>　　(呼短吸長) | 날숨 짧게, 들숨 길게 |
| | | 호장흡단<br>　　(呼長吸短) | 날숨 길게, 들숨 짧게 |
| | | 문식(文息 ; 文火) | 아랫배의 수축과 팽창에 힘을 쓰지 않는다. |
| | | 반무반문<br>　　(半武半文) | 무와 문의 중간, 응용법으로 때에 따라 이용한다. |
| 내호흡<br>(內呼吸) | 인간 본연의 무의식적 호흡 | 진식(眞息) | 문식이 깊어진 뒤에 나타난다. |
| | | 태식(胎息) | 진식이 깊어진 뒤에 나타난다. |

고, 다 내쉰 순간 멈추고, 역시 코로 가늘고 길게 들이쉬면서, 하복부를 팽창시켜 깊숙이 폐의 하부까지 공기를 집어넣고는, 잠시 멈춘 다음 조용히 내쉬는 것을 되풀이한다. 그 동안에 길이나 리듬, 신체의 상태 등에 충분한 주의를 기울여야 한다. 이것이 의식적 호흡법, 즉 조식법(調息法)의 원칙이다.

### 조식(調息)의 두 가지 법 — 무화(武火)와 문화(文火)

조식의 원칙은 앞서 말한 바와 같으나, 이 원칙 위에서 실제로 연단(煉丹)의 경우 사용하는 조식의 방법에는 두 가지가 있다. 즉 〈무화(武火)〉라는 방법과 〈문화(文火)〉라는 방법이다. 또한 이 두 가지를 혼합한 〈반무반문(半武半文)〉이라는 방법과 역호흡도 때에 따라서 사용한다.

연단은 하단전을 가마로 보고, 그 속에 정(精)을 넣어 화력으로 그것을 단련하며, 양화(陽火)라고 하는 열을 발생시키는 것이 목적이다. 이 경우 호흡이 화력을 강하게 하는 바람의 역할에 해당되므로 무화(武火), 문화(文火)라는 명칭이 붙여지게 된 것이다.

그리하여 무화 쪽은 강렬한 화력에 의하여 물을 끓이듯이 정을 단련시키기 위해 사용되는 조식법이기 때문에 이것을 무화단련(武火鍛鍊)이라 하며, 문화는 무화로 단련시킨 양화(陽火)를 일정 온도로 유지하여 성숙시키는 목적에 사용되기 때문에 〈문화온양(文火溫養)〉이라는 말로 표현하고 있다.

이처럼 무화와 문화를 목적에 따라 잘 구분하여 사용하는 것을 〈양화묘용(陽火妙用)〉이라 하며, 이 용법에 따라 연단이 달성되는 것이다. 그러면 무화 및 문화는 어떤 방법으로 행하는가 하면, 무화는 힘을 주어 하는 데 반하여, 문화는 힘을 주지 않고 실행한다.

무화의 경우에도 들이쉴 때는 힘을 주며 내쉴 때는 자연 그대로 맡겨 두는 경우와, 반대로 내쉴 때 힘을 주고 들이쉴 때는 자연스럽게 행하는 경우가 있는데, 이것도 때와 경우에 따라 구분하여 사용한다. 들이쉴 때 힘을 준다는 것은 소리를 내지 않는 정도로 세게 숨을 들이쉬고, 하복부를 힘을 들여 팽창시킨다. 물론 하복부 이외의 부분에는 긴장을 주지 않도록 조심한다.

문화의 쪽은 들숨도 날숨도 될 수 있는 대로 조용히 행함과 동시에, 하복부의 움직임도 자연스런 복식호흡 정도로 하여 일부러 힘을 주지 않도록 한다.

이 문화를 계속하고 있으면 처음에는 의식적으로 행하고 있지만, 점차 경지가 깊어짐에 따라 일종의 망아(忘我)의 상태로 되어, 호흡에서 의식이 떨어져 무의식적으로 호흡을 계속하게 된다.

이것이 진식(眞息)으로, 조식〔문화〕에 의하여 비로소 진식이 떨어지는 것이다. 진식이라 함은 무의식중에 행하는 인간 본래의 자연호흡으로, 만일 우리들이 일상 생활에서 이 진식을 항상 유지할 수 있다면, 그 사람은 이미 진생을 실현하고 있다고 할 수 있다.

왜냐하면 호흡이 신체나 마음을 컨트롤함으로써 항상 진식을 유지하고 있다는 것은 어떤 입장에 처해도 마음이 동요되지 않고 혈액이나 내분비에도 한치의 어김이 없어, 생명 기능은 자연히 활동을 계속함으로써 질병〔내부적 부조화〕도 불행〔외부적 부조화〕도 없어지기 때문이다.

옛 사람들은 이런 상태를, "태풍이 불어도 움직이지 않는 공중의 달"이라 하였다. 태풍이 불어대도 동요되지 않는 하늘의 달처럼, 사람의 마음을 교란시키는 이(利), 쇠(衰), 훼(毁 ; 실패), 예(譽 ; 성공), 칭(稱 ; 찬양), 기(譏 ; 비방), 고(苦) 낙(樂) 등 속세의 8품에 대해서도 항상 태연자약한 모습으로 대처하는 부동심을 유지하고 있다는 말이다.

### 진아(眞我)의 발견은 무익한 노력

연단(煉丹)의 법을 단적으로 말하면,
(1) 자세를 바르게 정좌하고,
(2) 호흡을 조절하고,
(3) 신·기·정을 하단전에 응집시킨다는 것이다.
(1) 및 (2)에 대해서는 이미 설명했다. 이제 (3)에 대하여 알아보자.

근래 건강을 위해 또는 정신 수양 때문이라고 정좌(靜坐)나 좌선(坐禪)을 하는 사람이 많아졌다.

이때 정신 통일이라든가 의식 집중 등을 시끄럽게 강조한다. 그러나 일반인은 〈통일〉이라는 말을 단지 관념적으로는 알고 있지만, 잘못된 방법으로 실천하고 있는 사람이 허다하다.

좌선에는 〈견성(見性)〉이라는 말이 있다. 성(性)이란 선도에서의 신(神)이라는 개념과 대체로 같으며, 선천적인 마음, 보편심(普遍心)을 말한다. 이것을 일반적으로 신아(神我) 또는 진아(眞我)라고 한다. 견성이라는 것은 진아를 발견하는 것이다.

항상 외계를 향하여 떠돌아다니고 있는 의식을 모아 내부로 향하게 하고, 자기의 내부에 내재하는 진아를 발견한다는 것이 〈견성〉이다. 흔히들 의식 집중 또는 정신 통일이라고 생각하는 사람이 많다.

그러나 이런 노력을 지나치게 하면 돌이킬 수 없는 병에 걸리는 일이 흔히 있다. 선병(禪病)이라는 것이 그 일종이다.

현재 내가 아는 사람으로 정신 통일 법회에 가입하여 너무 지나쳐서 수족을 움직이지 못하게 되거나 노이로제에 걸린 사람도 있다.

유명한 백운 선사(白隱禪師)도 젊어서 지나치게 수행에 열중하여 불치의 병에 걸려서 모든 의사들로부터 경원되어, 숨은 의사나 약을 찾아 전국을 누비고 다니다가 소문을 듣고 백하(白河)라는 산중에 숨어 지내는 선인(仙人)을 방문하여 신선연단(神仙煉丹)의 법을 전수받아, 그것으로 죽음을 벗어날 수가 있었다고 그의 저서 「야선한화(夜船閑話)」에 쓰고 있다.

진아라고 하지만, 진아도 의식〔마음〕이다. 의식을 집중하여 안으로 돌리고 내재하는 진아를 발견하려고 하는 것은, 자아라는 의식으로 진아라는 의식을 발견하려고 하는 노력이다. 그런데 의식이라는 것은 모든 대상물을 인식할 수가 있으나 의식 자체를 볼 수는 없다. 눈이 외부의 모든 사물을 볼 수는 있어도 눈 자신을 볼 수 없는 것과 같은 것이다.

 그것을 무리하게 하려고 하니까 의식〔마음〕은 지나치게 긴장하고 그 때문에 병을 일으키는 것이다.

 예를 들면 물통에 흙탕물을 붓고 그것을 저으면서 맑은 물을 찾아내려고 하는 것과 같은 것이다. 조용히 방치해 두면, 흙은 밑으로 가라앉고, 맑은 물이 자연적으로 나타난다.

 우리는 발을 의식하지 않으면서 자유로이 걷는 것이다. 위장을 의식하지 않을 때, 위는 건전한 활동을 하는 것이다. 그와 마찬가지로, 진아를 의식하지 않을 때, 신아(神我)가 나타나는 것이다. 그러나 신(神)은 의식 속에 숨어 있다. 의식이 산란하고 동요하면, 신은 숨어 버린다. 의식이 조용해졌을 때, 신은 나타나는 것이다.

 그러므로 정신 통일이란 무념무상도 아니고, 의식으로 진아를 발견하는 것도 아니며, 의식〔감각〕의 움직임을 정지시키는 일이다.

### 감각(感覺)의 정지 – 회광반조(回光返照)

 의식은 감각에서 생긴다.

 감각이 외부로 향하면, 의식은 감각기관을 통하여 외부로 흩어져 버린다. 의식은 기(氣)이기 때문에 의식이 흩어지면, 기도 유출되어 몸은 피로해진다. 그렇다고 시각(視覺)을 안으로 향하게 하여 체내에서 신아(神我)를 찾고, 청각(聽覺)도 외부 소리를 듣지 않고 속 깊이 있는 소리에 마음의 귀를 기울인다 해도 대상이 밖이냐 안이냐가 다를 뿐 의식의 긴장, 기의 흩어짐에는 다를 바가 없다.

연단(煉丹)은 신·기·정을 하단전에 집중시키는 행위이므로, 기의 분산을 막지 않으면 안 된다. 그럼 어떻게 하면 될까? 의식〔감각〕을 식(息)에 연결시키면 되는 것이다.

심(心)과 식(息)은 소리와 메아리처럼 서로 의존하는 관계〔상호 관계〕에 있으므로, 의식을 식〔息〕에 연결시켜 하나하나의 들숨과 날숨을 모두 하단전에 귀착시키도록 하면, 의식이 함부로 여기저기로 떠돌아다니는 것을 막을 수 있다.

이 경우에도 의식적으로 하단전에 의식을 집중시키려 하면, 의식을 지나치게 긴장시키는 결과가 되므로 피해야 되는 것이다. 그렇다고 그저 멍청하게 있으면 잠이 몰려오므로, 이것 또한 금물이다.

또한 속되게 무념무상(無念無想)이라고 하는 무의식의 상태로 만들어내려고 해도 안 된다. 의식은 생명 활동이지만, 무념무상이란 고목이나 돌멩이처럼 되는 것이며, 연단은 생명 활동을 왕성하게 하는 것이 목적이기 때문에 오히려 역행하는 결과가 된다.

이런 미묘한 점은 체험에 의하여 터득하는 수밖에 없는데, 말로 표현하면 안광(眼光), 이광(耳光)을 숨〔息〕과 연결시켜서 하단전을 비춰 보는 듯한 기분으로 실천한다는 것이 된다. 이것을 〈회광반조(回光返照)〉라 한다.

　회광이란 불교〔天台宗〕에서 행하는 〈지관(止觀)〉이라는 행과 같이, 감각의 움직임을 정지시키는 것이며, 반조라는 것은 감각의 빛으로 내부〔하단전〕를 비춘다는 것과 같은 의미이다. 신(神)이란 초의식이기 때문에 표면 의식으로 좌우할 수 없지만, 표면 의식이 정지하면 활동을 개시하기 때문에 모든 것 일체를 신의 활동에 맡기고 신과 기와 정을 하단전에 단련시키는 일을 빛을 비추듯이 하여 지켜보는 것이다.

　명인(名人)으로 불리는 사람이 일에 몰두하고 있을 때, 그는 의식적으로 수족을 움직이고 있는 것이 아니다. 물론 다른 일을 생각하면서 일하는 것도 아니다. 의식은 숨과 더불어 움직이고, 신이 수족을 움직이고 있다.

　「장자(莊子)」라는 책에 포정(庖丁)이라는 유명한 요리사의 이야기가 있다.

　포정이 한번은 양(梁)나라 혜왕(蕙王) 앞에서 한 마리의 소를 잡는 시범을 보였다. 소의 몸집에 손을 대기 시작하여, 어깨를 기대고, 양 발을 버티며, 무릎으로 누르면서 칼이 뼈에 닿는 소리도 내지 않고, 마치 춤을 추듯이 리드미컬하게 작업하는 동안, 순식간에 고기가 뼈에서 떨어져나갔다. 너무나 잘해 내는 것을 본 혜왕이 무심코,

　"참 잘한다. 마치 귀신 솜씨 같구나."
하고 감탄하였다. 그러자 포정은 칼을 놓고 혜왕을 향하여 이렇게 말했다.

"내가 보여드린 것은 기술을 초월한 도입니다. 나도 처음에는 소 몸집만 보고 있었습니다. 3년 후에는 보이는 것이 소의 겉 모양이 아니라 뼈나 근육이 되었습니다. 그러나 지금은 소 몸집을 눈으로 보지 않고, 신을 향하듯이 되었습니다. 감각의 활동이 멈추면, 신이 활동하기 시작하여 극히 자연스럽게 살과 뼈 사이를 잘라 갑니다. 그러므로 이 칼은 19년 동안이나 사용했어도 칼날이 조금도 무뎌지지 않았습니다."

신은 인간의 마음 가장 깊은 곳에 머물러 있는 우주 의식으로, 의식이 움직이고 있을 때는 숨어 있고, 의식이 정지하면 활동하기 시작한다. 신은 도의 발현체이므로, 신이 자아 의식의 방해를 받지 않고 활동할 때 보통 인간은 할 수 없는 일도 가능하게 된다.

### 무화(武火), 문화(文化)의 묘용(妙用)에 의한 단의 결성

연단(煉丹)의 과정을 한번 더 요약해 본다.

우선 자세를 바르게 하고, 몸을 편하게 앉는다. 눈은 가볍게 감든가 반쯤 뜨고, 시각(視覺)은 외부로 향하지 않으며, 귀도 외부의 소리에 이끌리지 않게 한다.

다음에는 조식법(調息法)에 따라 호흡을 정돈한다. 이때의 조식에는 무화의 방법을 사용한다. 먼저 세게 힘을 들여 하복부를 수축시키면서 코로 숨을 내쉬고, 이어서 조용히 깊게 숨을 들이쉬면서 세게 하복부를 팽창시킨다. 이때의 리듬이나 신체의 상태에 관해서는 조식의 항에서 설명한 주의 사항을 지키면 된다. 의식을 숨에 연결시켜 하나하나의 호흡에서 의식을 떼지 않도록 한다.

숨을 들이쉬는 방법에 주력하고, 들숨이 끝나는 순간에 다시 한번 하복부에 꾹 힘을 주어 감각의 빛으로 하단전을 비추도록 한다. 숨을 내쉴 때는 하복부를 강하게 수축시키되 숨은 자연스럽게 하고, 빛은 하단전을 계속 비추도록 한다.

이 방법을 계속하고 있으면, 드디어 하복부에 따뜻한 열기를 느끼게 된다. 이 방법을 매일 30분 정도 열심히 실천하면, 1개월 이내에 이 정도까지는 누구나 능히 행할 수 있다.

다만 이상의 방법은 남자의 경우이고, 여자의 경우 회광반조는 하단전이 아닌 중단전〔심장 아래, 배꼽 위〕으로 하고, 조식은 문화를 사용한다. 그 이유는 다음 장에서 설명한다.

그러나 하복부에 열이 생기는 것은 생리적 현상이고, 자세를 바르게 하여 하복부를 세게 운동시키면 혈액이 여기에 집중되어 따뜻함을 느끼는 것은 별로 이상한 현상이 아니다. 그러므로 이 정도로 생긴 따뜻함은 가양화(假陽火)라는 것이고, 아직 진양화(眞陽火)라고는 할 수 없다. 정좌를 풀면 따뜻함도 없어진다. 이 상태를 계속해 가면, 하복부의 열기는 점점 열도를 더하여, 드디어 강한 열 덩어리를 품고 있는 것 같은 감이 들게 된다. 이것이 단(丹)의 결성이다. 여기까지 도달하면, 처음에는 무화로 열을 내고, 도중에 문화의 조식법으로 교체하여 양화의 보유, 양육(養育)에 힘쓴다.

문화의 조식법이란 앞에서도 설명했듯이, 하복부를 팽창시키고 수축시키는 데 힘을 사용하지 않고 자연스런 복식호흡 정도로 하며 숨에만 의식을 사용하는 방법이다.

무화가 단을 연성(煉成)하고, 문화로 그것을 온양(溫養)하는 것이다. 이렇게 하고 있으면, 하단전에 생긴 열단(熱團)은 정좌가 끝난 후에도 없어지지 않고, 항상 몸이 봄볕을 받은 것처럼 따뜻해져 있다. 이것을 진양화라 하며, 단(丹)이 드디어 하단전 속에 완전히 고정된 것이다. 그것이 점차 성숙해 가는 상태는, 마치 모체의 태내에서 처음 생명의 싹이 생겨 점점 자라나는 것과 흡사하다.

그래서 이 단을 제2의 몸의 배아(胚芽)로 보고 현태(玄胎) 또는 성태(聖胎)라 하는데, 이것은 육체와는 별개의 물질이 아니라, 신·기·정의 활동의 강화이며, 오염된 성명(性命)의 정화인 것이다. 즉 도(道)의 발현체이며, 후천적으로 반자연의 방향으로 빠져들어간 인간을 자연으로 복귀시키고 자연법칙에 따라 진생으로 끌어들이는 인간 회복의 징조이다.

단〔眞陽火〕을 항상 뱃속에 유지시키는 사람은 환경과도 잘 조화하고, 감정의 포로도 되지 않으며, 여하한 입장에 놓여도 깜짝 놀라는 일이 없는 담력이 센 사람, 생리학적으로 말하면 교감신경형으로 변신된 사람이 되는 것이다.

그리고 이것이 진생 실현의 제1단계이다.

## 3. 연단(煉丹)의 연구

상사(上士)는 도(道)를 3군(軍)에서 얻는다 —
포박자(抱朴子)

　정좌의 장소는 자택의 제일 조용한 방 하나를 선택한다. 사람이 드나들거나 밖에서 들여다보이는 곳은 피한다.
　기후나 조건이 좋으면 야외에서 행하는 것도 나쁘지는 않다. 차디찬 장소나 습기 있는 물건 위에 앉는 것도 좋지 않다. 또 묘지나 낯선 산중 등도 적합하지 않다.
　적당한 장소가 없으면, 야간에 가족들이 잠든 후 침상 위에 앉아 하는 것도 한 가지 방법이다. 다만 이때 두껍고 부드러운 방석이나 돗자리 또는 스프링이 있는 침대 위 등에서는 몸이 안정되지 못하므로 부적당하다. 강한 광선 아래는 피하되 반대로 너무 컴컴해도 좋지 않다. 마음을 자극하지 않을 정도의 약한 불빛 속에서 하는 것이 제일 좋은 방법이다.

시간은 아침 일찍 또는 깊은 밤이 이상적인데, 생활 조건이 다르기 때문에 한마디로 말할 수는 없다. 각자 마음이 가라앉을 때를 선택하면 좋을 것이다. 다만 잠이 오는 때나 마음이 가라앉지 않을 때, 손님이나 전화가 자주 오는 시간, 또는 배부른 때, 술에 취했을 때는 피하도록 한다.

성행위(性行爲)에 대해 언급하면, 연단은 정의 연성이기 때문에, 정의 소비는 되도록 방지해야 할 것이다. 그러나 성행위 그 자체를 금할 필요는 없으므로, 정의 낭비가 안 되도록 절도를 지키며 행하면 무방하다.

선도에는 그것을 위해 방중(房中)의 법이라는 것이 있으므로, 올바른 방중법에 따라서 성행위를 행하기 바란다. 방중술에 대해서는 「기적의 氣功」에 자세히 설명했으므로 참고하면 될 것이다.

정좌에 필요한 시간은, 1회 30분을 단위로 하여 1시간을 이상적이라고 하지만, 불가피한 경우는 15분, 20분도 무방하고, 단시간의 경우에는 하루에 여러 번 해도 나쁘지 않다. 제일 중요한 일은, 매일 한번만은 꼭 실천하는 것이며, 생각나는 대로 하거나 중단하면 익숙해지지 않는다.

시간이 없어서 못한다는 것은 태만이며, 어떤 환경에서건 연구해 보면 반드시 할 수 있는 기회는 있을 것이다.

「준남자(准南子)」에 "배울 시간이 없는 자는 시간이 생겨도 배울 수 없다"고 했다. 요는 성의 문제이다.

「포박자(抱朴子)」에는 "상사(上士)는 도를 3군(軍)에서 얻고, 중사(中士)는 도를 도시에서, 하사(下士)는 도를 산림(山

林)에서 얻는다"고 씌어 있다. 이것은 쓸데없이 조용한 환경만을 구하려는 이는 하급 구도자이며, 도시의 시끄러움 속에서도 수행은 할 수 있고, 더욱이 열성적인 사람에게는 전쟁터도 훌륭한 수양의 장소가 된다는 의미이다.

행(行)은 남을 위해 하는 것도 아니며, 의무적으로 하는 것도 아니다. 완전한 생명의 발현에 의하여 자신의 생활을 개선하고 운명을 전환시켜, 질병이나 불행이 없는 참된 인생을 확보하기 위해 하는 것이다.

깊은 산골짜기에 돈 뭉치가 떨어져 있다면 위험을 무릅쓰고라도 습득하러 갈 것이고, 재미있는 흥행을 보기 위해서는 극장 밖에서 밤새움도 할 것이다. 하물며 일시적인 이득이나 쾌락을 위해서조차 그 많은 노고를 아끼지 않는데, 한평생의 이득과 행복을 얻기 위해 매일의 생활 일부를 할애하는 연구를 못할 리 없을 것이다.

### 잡념(雜念)을 어떻게 처리하는가

정좌나 통일의 행을 방해하는 한 가지에 잡념이 있다. 잡념은 평상시에는 표면 의식에서 잊혀져 잠재화되어 있지만, 표면 의식이 가라앉으면 표면에 떠오르는 상념(想念)이다. 일반적으로 잡념 또는 망상이라고 불리고 있는 상념에는 두 가지 종류가 있다. 그 하나를 부념(浮念)이라 하고, 다른 하나를 집념(執念)이라 한다.

부념이란 단편적으로 두서도 없이 떠올랐다가는 사라지고

사라졌다가는 떠오르는 성질의 상념이다. 먼 옛날 추억의 한 토막이나 광경이 앞뒤 맥락(脈絡)도 없이 하늘을 지나는 뜬 구름처럼 차례차례 떠올랐다가는 사라져 간다. 이런 때 얼핏 잊고 있던 일을 생각해 내는 일도 있다.

부념은 대개 뿌리 없는 풀 같은 것으로, 다음에서 다음으로 하나의 테마가 전개되어 가는 것이 아니므로 떠오르는 대로 상관하지 않고 방임해 두면 점점 없어져서 결국에는 떠오르지 않게 된다.

다만 의식적으로 떨쳐 버리려고 하면 오히려 더욱더 밀려 드는 것이다. 또 거기에 영향을 받아 연상(連想)을 작동시키면 성장해 간다. 그러므로 일체 신경을 쓰지 말고 있어야 한다. 또 잡념은 표면 의식이 멍청할 때에 나타나는 것이므로, 의식의 집중력을 강하게 하는 것으로 방지할 수 있다.

잡념의 또 다른 형태는 집념이다. 집념은 부념처럼 단편적으로 두서 없는 것이 아니라, 하나의 문제에 대해 차례차례로 끈기 있게 전개되어 가는 상념이다. 이런 종류의 상념은 애증이라든가, 이해, 욕망, 불안 등에 관한 문제를 내용으로 하기 때문에, 의식이 사로잡히기 쉽고 마음을 산란하게 동요시키는 원인이 되기 쉬우므로 정좌에 방해가 된다.

이것을 방지하기 위해서는 다음과 같은 방법을 취한다.

(1) 숨이 드나드는 것에 의식을 집중시키고, 1 호흡을 1로 하여 호흡수를 마음 속으로 센다. 1에서 10, 10에서 100으로 세어 가되, 도중에 수를 잊어버리면 다시 1에서 시작한다. 혹은 들숨을 하나, 날숨을 둘로 세어도 좋으며, 10까지

세면 다시 1에서 되풀이 세는 방법을 써도 무방하다. 이것은 수식법(數息法)이라는 기법으로 여러 가지 목적에 응용되는데, 잡념 방지법으로는 가장 알맞은 방법이다.

⑵ 염불이나 주문을 속으로 외워 거기에 의식을 돌리는 것도 좋은 방법이다.

⑶ 잠시 연단의 실행을 중지하고, 집념이 일으키는 문제의 반대 방향으로 의식을 집중시켜 문제의 핵심을 생각한다. 만일 그것이 즉시 해결되는 문제이면, 먼저 그것을 정리하여 해결한다. 즉시 처리할 수 없는 경우에는 숙제로 하여 뒤에 천천히 해결 방법을 찾을 것을 분명히 마음으로 정하고 일단 미루어 둔다.

다만 이 경우 막연한 상태로 두지 말고, 중심점으로 좁혀서 정리해 두는 것이 필요하다. 그렇게 해 두면, 또다시 집념에 방해되는 일도 없으며, 정좌 중에 그 문제의 해결책이 계시(啓示)되는 수도 있어, 심리적 부담이 일시에 경감될 때도 있다. 물론 이 같은 해결을 일부러 기대해서는 안 된다. 기대하는 마음이 이미 집념이며, 그것으로 인하여 정좌가 방해되기 때문이다.

이상의 각 방법을 사용하여도 멈춰지지 않을 때는, 정좌를 계속해도 무익하므로 중지해야 한다.

### 혼침(昏沈 ; 잠)을 방지하려면

연단(煉丹)은 존상(存想)의 행으로서, 의식이 여기저기 떠

돌아다니는 것을 가라앉혀서 한 곳에 집중시켜 움직이지 않
도록 하지만, 그런 경우에도 의식은 분명히 눈떠 있지 않으
면 안 된다. 회광반조(回光返照)라는 것은 앞에서 설명한 대
로, 감각의 빛을 안으로 돌려 하단전을 비추는 것이다. 거기
에는 의식을 숨에 연결시켜 하나하나의 들숨, 날숨이 돌아가
게 함에 따라 의식도 하단전에 집중하도록 하지만, 이 방법
을 행하지 않고 단지 의식의 작용을 정지하면 감각의 빛이
어두워져 의식이 속으로 가라앉는다. 이런 상태를 혼침(昏
沈)이라 한다.

혼침은 흔히 말하는 잠이다. 외부에서 보면 같게 보이지
만, 뇌파(腦波)를 조사해 보면 그 차이는 엄연하다.

의식이 흥분 상태에 있을 때의 뇌파는 주파수가 13이상
〔베타파〕 및 30 이상〔감마파〕이지만, 의식이 정지해 있을
때는 8~12주파인 알파파(波)이다. 그런데 의식이 혼침 상
태가 되었을 때는 7~4의 세타파(波)가 되며, 수면에 빠져들
면 3 이하의 델타파(波)가 된다.

선당(禪堂)에서 좌선(坐禪)을 하고 있을 때에는 선장(禪
杖)이 날아와 잠을 깨워 주기도 하는데, 혼자서 행을 하고
있으면 바로 그와 같은 상태에 빠지기 쉽다. 그러나 이것은
의식의 집중력이 이완되었기 때문이며, 행자의 태타(怠惰)라
고 한다.

따라서 혼침을 방지하는 최선의 방법은 태타를 없애고,
의식의 집중력을 강화시키는 일이지만, 그래도 여전히 잠귀
신이 사라지지 않을 때에는 다음과 같은 방법을 써 보는 것

이 좋을 것이다.

 (1) 배꼽 있는 곳에 하나의 붉은 빛을 상상하고, 그것이 머리 위로 올라가는 것을 관찰한다.

 (2) 온몸에 힘을 주어, 큰 소리로 '앗'하고 기합을 넣는다.

 (3) 코와 입을 막고, 가능한 데까지 숨을 멈추었다가 참을 수 없게 되면 힘을 주어 코로 숨을 내쉰다.

 (4) 안면(顔面) 및 두부(頭部)의 도인법(導引法)을 행한다. 먼저 눈의 도인법으로 안구회전법(眼球回轉法), 안검지압법(眼瞼指壓法) 등이다. 다음은 입으로 고치법(叩齒法)을 행한다. 귀는 천고법(天鼓法), 그리고 머리를 두드리고 비비는 방법, 후두부를 잡듯이 하여 주무르는 것 등이다. 이것들의 도인법에 관한 자세한 설명은 「기적의 氣功」에 해설하였으므로 생략한다.

 (5) 냉수로 안면 및 머리 부분을 식힌다.

 (6) 온몸 운동 또는 산책을 한다.

 (7) 이상과 같은 방법에 의해서도 잠이 달아나지 않을 때에는 그 자리에서 옆으로 누워 자도록 한다. 10분이나 15분간 자면 자연히 눈이 떠지므로 다시 정좌를 시작한다.

 (8) 각성제(覺醒劑) 등의 약물을 쓰면 안 된다.

### 내경(內景)과 마경(魔境)

 내경이라 함은 정좌 중에 일어나는 신체상의 이변을 말한다. 그것도 잡념처럼 잠재 의식의 활동에 의하여 일어나는 현상이다. 사람에 따라서 일어나는 현상이 다른데, 일반적으로 일어나기 쉬운 것은 다음과 같은 것들이다.
 (1) 신체의 진동＝몸의 일부 또는 온몸이 진동하는 현상
 (2) 하복부 이외의 발열＝하복부에 양화가 발생하기 전에 얼굴이나 등뒤에 불을 쬐는 것처럼 더워진다.
 (3) 온몸에 땀이 듬뿍 솟는다.
 (4) 뱃속에서 꿀꿀 천둥 울리는 소리가 난다.
 그 외에 여러 가지가 있는데, 이것들의 이변은 별로 나쁜 현상이 아니기 때문에 방임해 두어도 상관없다. 방임할 수 없는 또는 주의해야 할 현상은 다음 두 가지가 있다.
 (5) 양기 발기(陽氣勃起)
 이것은 물론 남자에 한한 현상이지만, 욕망이 있어 발기하는 경우 욕망을 처리하면 고쳐진다. 욕망의 처리는 앞에 설명한 잠념 처리 방법에 준하여 한다. 그러나 욕념(欲念)이 없는데도 양기가 발기하는 일이 있다. 이것은 정이 충실하기 때문이며, 아무쪼록 기뻐할 현상이지만, 그것으로 인해 모처럼의 정이 새어나갈 염려가 있기 때문에 역시 어떤 조치를 강구할 필요가 있다. 그 하나로서 하단전에간 의식의 집중을 강하게 하고, 양기 쪽에 의식을 배앗기지 않도록 하는 일이다. 하나는 〈마음장상(馬陰藏相)〉이라는 방법인데, 이 문제에 대해서는 다음 장에서 설명한다.
 (6) 환상(幻像)
 이것은 눈 속에 사람의 얼굴이나 꽃, 광경 등이 보이거나 익숙하지 않은 소리가 들리거나 하는 현상이다. 이것도 잠재

의식이 표면화된 것으로 잡념이 상징화(象徵化)된 것이기 때문에 방임해 두면 곧 사라져 버린다.

그런데 많은 사람들은 지금까지 경험하지 않은 현상에 접하면, 초자연 또는 신비적 현상으로 받아들이는 경향이 있다. 특히 정좌라도 하려고 마음 먹은 사람은 무엇인가 특수한 기적 같은 것을 은근히 기대하는 일이 많은데, 좀 이상한 환상이 나타나면 함부로 신불(神佛)이나 귀신을 상상하거나, 이상한 소리를 들으면 영계(靈界)로부터 오는 소리로 생각하기 쉬운 것이다. 이것을 마경(魔境)이라 한다.

마경에 빠지면, 과신(過信)이나 만심(慢心)을 일으키기도 하여 진생은커녕 점점 자기한정(自己限定)을 강화시켜서, 극단적인 경우 자기에게 신이 내렸다거나 여우에 홀린 것 같은 현상, 즉 정신 이상으로 진행되는 수도 있어 매우 위험하기 때문에 엄중히 주의해야 한다.

대개 환상을 일으키는 최대의 원인은 초능력을 얻고 싶다든가, 욕망을 달성하고 싶다든가 하는 기대감에 기인하기 때문에 그와 같은 생각을 버리는 것이 제일 좋은 예방법이다.

진생이라는 것은 자아를 만족시키는 것이 아니라 자아를 해방하는 것이다 라는 전제에 귀착하여, 자기를 한정하는 듯한 일은 비록 신이든 부처이든간에 결코 접근하게 하지 않겠다는 강한 심념을 갖는 것이 제2의 예방법이다.

환상이 나타나면 그것이 무엇이든간에, "귀신이 오면 귀신을 목베고, 무엇이든 참한다"는 단호한 태도로 일축해 버리는 일이 중요하다. 하지만 무리하게 그것과 싸우는 것은

3. 연단(煉丹)의 연구  111

잡념의 경우처럼 마음을 산란하게 하는 원인이 되므로, 곧바로 좌(坐)를 중지하고 잠시 동안 마음을 가라앉힌 다음 다시 자세를 취하는 것이 무난하다.

### 누워서 하는 연단(煉丹)의 연구

연단법은 정좌 실천이며, 정좌는 앉아서 하는 것이 원칙이지만, 좌(坐)란 원래 체위를 말하므로, 눕거나 서는 것도 넓은 의미에서 보면 정좌의 범위에 든다고 할 수 있다. 그러므로 누워 지낼 수밖에 없는 병자 또는 취침 중에도 연단은 되는 것이다.

누운 자세로 연단을 실천하는 경우에는, 위를 보고 누운 자세〔仰臥位〕나 옆을 향한 자세〔橫臥位〕중 하나를 취한다.

앙와(仰臥)의 경우에는, 발을 어깨 넓이르 벌리고 상체를 똑바로 한 후, 등을 완전히 바닥에 붙이고, 양손은 하복부의 위 또는 양 옆에 그대로 둔다. 코로 조용히 숨을 들이쉬면서 하복부를 팽창시켜 가는데, 이때 상복부에 힘이 들어가지 않도록 주의한다. 들숨을 끝내는 순간, 아랫배, 허리에 힘을 꾹 주며, 두 다리에 힘을 준다.

그리하여 그런 상태로 숨을 멈추고 있는 동안에 마음 속으로 다음과 같은 것을 왼다.

(1) 지금 내 하단전에 신이 집중되어 있다. 그러고 나서 신체를 이완시키며 숨을 내쉬고, 다음에 같은 식으로 숨을 들이쉬며,

112  제 2 장 연    단(煉丹)

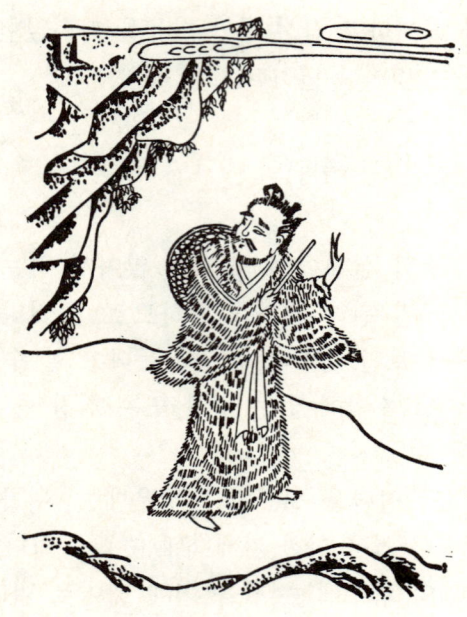

張三丰

 (2) 지금 내 하단전에 기가 모여들고 있다 라고 마음 속으로 뇌까린다. 같은 방식으로 3회째, 4회째에는 각각 다음과 같이 뇌까리며, 이것을 되풀이한다.
 (3) 지금 내 하단전에 정이 응결되고 있다.
 (4) 지금 내 하단전에 신·기·정이 결집하고 있다.
 야간 취침 시에 행할 때에는 도중에 잠들어 비러는 일이 허다하다. 연단을 위해 많은 시간이 걸릴지 모르나, 잠이 오면 거리낌없이 자고, 눈이 떠지면 다시 하면 될 것이다. 때로는 미리 몇 시간 잘 잔 다음, 도중에 눈을 떠서 실천하는 것도 좋은 방법이다. 이것도 익숙해지면 지장 없이 해낼 수 있게 된다.

 옆으로 누워 하는 경우에는 다음과 같은 자세를 취한다.
 왼쪽으로 눕는 경우에는, 왼손바닥으로 왼쪽 귓구멍을 가리고, 오른손 엄지손가락으로 왼쪽 어깨뼈 아래의 움푹한 곳에 가볍게 대고 똑바로 옆을 향해 눕는다. 양 다리는 아래에 놓이게 되는 다리〔이 경우는 오른쪽 다리〕의 무릎을 약간 깊게 구부리고, 위에 오는 다리의 무릎은 적게 구부린다.
 오른쪽으로 향하여 누울 때는, 당연히 반대로 한다. 옆으로 눕는 경우 어느쪽이든 상관 없다.
 호흡〔조식〕의 요령 및 기타는 모두 앙와의 경우와 같다.
 백은 선사는 「야선한화(夜船閑話)」속에서 〈선인환단(仙人還丹)의 법〉이라는 것을 소개하고 있는데, 그것이 이 방법이며, 익숙하게 되면 누워 있는 병자도 급속히 병세가 좋아진다.

### 태극권(太極拳)과 참춘연법(站椿煉法)

 참춘연법이라는 것은 서서 하는 연단법을 말하며, 서는 자세는 태극권의 최초의 서는 법〔준비 자세〕과 거의 같다.
 현재 중국에서 일종의 국민체조로서 보급하고 있는 간이 태극권이나 무술로서의 태극권법은 모두 같은 줄기에서 나온 갈래들이지만, 본래의 태극권은 체조나 무술이 아니고, 장삼봉(張三丰)이라는 도사(道士)가 창시한 도인(導引)이다.

옛 사람들은 자연을 세심히 관찰하여 그 속에서 우주의 원리, 법칙을 배우고, 그것을 인간 생활에 끌어들였다.

화타(華陀)가 동물의 습성에서 힌트를 얻어〈오금무법(五禽舞法)〉이라는 도인법을 엮어냈다는 것은 전장(42페이지)에서 설명한 바 있다. 태극권은 기의 유동(流動) 변화에 의하여 일어나는 천지(天地) 자연의 현상〔天文〕에서 자연의 원리를 끄집어내어, 그것을 인간의 신체에 맞추고 원기를 안으로 쌓아서 도(道)와 일체가 됨으로써 진생을 실현하기 위한 기법으로 편성한 도인법〔養生術〕이다.

창시자인 장삼봉이란 사람은 요동(遼東) 출신으로, 송(宋)나라 말기(13세기)에서 명(明)나라 초기(14, 5세기) 무렵의 사람이다. 신장이 7척(2.1미터)이고, 커다란 눈과 귀를 가졌고, 수염은 철사처럼 억세고, 추위나 더위에 관계없이 한 겹의 옷으로 일관하고, 필요할 때는 하루에 천리(4천 킬로미터)를 달리며, 또 행에 들어서면 10일간씩이나 식사도 하지 않은 채로 움직이지 않았다고 한다.

원(元)나라 말엽(14세기 초)에 한번 죽었다가 다시 살아나, 밤낮 책을 읽고, 행에 몰두하다가, 만년에 무당산(武當山)에 입산하여 23년간을 지내는 동안 태극권을 완성한 후 그 산을 떠났는데, 그 생사나 행방에 대해 아는 사람이 없었다고 한다.

참춘(站椿)이라는 기립 요령은 다음과 같다.

(1) 우선 두 다리를 벌리고 선다. 간격은 어깨 너비와 같고, 두 발끝은 앞을 향하여 나란히 하며, 발바닥은 완전히 바닥에 밀착시킨다. 무릎은 발끝보다 더 앞으로 나가지 않을 정도로 약간 구부리고, 중심(重心)이 두 발의 중앙에 떨어지도록 한다.

(2) 턱을 끌어당겨 뒷목덜미를 펴고, 양 어깨를 떨어뜨리며, 두 손은 자연스럽게 늘어뜨린다. 손바닥을 뒤로 향하게 하고, 엄지손가락과 검지손가락 사이를 양쪽 넓적다리 바깥쪽에 가볍게 댄다.

(3) 상반신을 똑바로 세우고, 등뼈는 자연스럽게 펴며, 가슴은 펴지 않고 약간 움츠린다. 그러면 등줄기는 자연히 凸형(이 형을 〈含胸拔背〉라고 한다)으로 된다. 양 발은 뿌리박은 듯이 튼튼하게 붙이고, 허리는 탄력성을 유지하며, 온몸을 느긋하게 편히 한다.

(4) 눈은 반 정도 또는 가볍게 감는다. 일체 외부 경치를 보지 말고, 잡념을 버리고 모든 것을 잊는다. 우주의 기가 몸의 내외를 자유롭게 순환하는 것을 느낀다. 조식에는 역호흡, 무화, 문화 중 하나를 쓰는데, 역호흡 및 무화는 신체 건강한 사람에게는 좋으나, 병자나 노약자에게는 지나치게 강함으로, 그와 같은 사람들은 문화를 사용한다.

(5) 의식을 하단전〔여자는 中丹田〕에 집중시킨다.

(6) 이것을 처음에는 1회 5~6분씩 하루에 4회(空腹時) 행한다. 그 동안에 다리가 피곤하면 무릎을 펴서 잠시 쉬는 것은 무방하다. 익숙해짐에 따라 시간을 늘려 가며, 최저 15

분간으로 하고, 다시 20분, 25분으로 연장해 가면서 30분 정도 서 있을 수 있게 연습한다.

이것을 할 수 있게 되면, 아랫배에 원기가 충만해지고, 다리 힘도 강해진다. 또다시 시간을 연장하여 40분 이상 할 수 있게 되면, 하단전에 양화가 발생하며, 단이 결성된다.

아침에 일어났을 때나 취침 전, 또는 점심과 저녁 식사 전의 공복시 등 언제 행하여도 무방하지만, 매일 빠짐없이 실천하는 것이 필요하다.

대부분의 병은 이것으로 치료된다. 또한 담력도 안정되어 사물에 들뜨지 않게 되는 동시에 사태에 접하자마자 순간적으로 대응하며, 무의식중에 적당한 행동을 취할 수 있게 된다. 그것은 절대 정(靜)인 태극[우주의 근원]이 전개되어, 변화무쌍한 동적 세계가 드러내는 자연의 법칙과 같은 것이며, 필연적인 움직임이 이루어지기 때문에 매사에 성공을 거둘 수 있게 된다.

## 연단(煉丹)은 보신(補身)의 법

이상으로 연단의 기법 또는 그것에 부수되는 여러 가지 연구 방법 등을 설명하였다. 이 설명에 따라 올바르게 연단 훈련을 계속하면, 사람에 따라 빠르고 더딤은 있어도 반드시 하단전에 진양(眞陽)을 발생시켜 단을 결성시킬 수 있게 된다.

단을 가리켜 대약(大藥) 또는 내단(內丹)이라 하는데, 이것은 약물적인 것이 아니고, 인간이라는 생명체의 근원적인 요소〔神·氣·精〕의 구체화인 것이다. 인간이 본래 완전무결한 도의 발현체이면서 병이나 불행에 번민하는 것은, 본래의 자연성으로부터 멀어져 스스로 신·기·정의 발현을 약화시키고 있기 때문이다.

따라서 근원인 생명력을 강화시키면, 그것은 도에 직결되어 있기 때문에, 그것을 통하여 무한한 우주력이 체내로 흘러들어 질병이나 노화 등 원래 실존하지 않는 가재적(假在的) 현상을 마치 빛을 비추면 어둠이 자연적으로 사라지듯이 해소하여 진생을 실현시킬 수가 있는 것이다.

또 내부의 신·기·정은 대우주의 신〔우즈 의식〕, 기〔물질의 근원〕, 정〔우주의 생명력〕과 감응하여 만물 일체감이 체험되어서 만물과의 조화가 잘 되므로, 생활 환경의 개선이나 염원의 달성, 운명의 개척 등 신변에 현저한 변화가 나타나게 된다.

그러나 거기에는 행에 의하여 연성한 단을 일상 생활 중에서 항상 유지시키는 일이 필요하며, 단지 정좌하는 동안에만 단을 결성할 수 있는 것만으로는 진생을 실현시키는 데 충분하다고 할 수 없다.

일시적으로는 단이 결성될 수 있어도, 하루의 대부분을 밖의 사물에 마음을 빼앗기고, 의식을 산란시키는 생활로 보낸다면, 마음의 동요에 의하여 신이 숨어 버리고, 의식의 시간에 의하여 기는 유출되며, 단은 사라져 버린다. 그러므로 항상 마음을 가다듬어 가라앉히고, 감각을 통제하여 '하나'

를 지키는 것이 중요하다.

 항상 이것에 마음을 쏟고, 행주좌와(行住坐臥), 잠시도 단을 떠나는 일이 없으면, 육체의 바이브레이션은 높아지고, 상념층(想念層)을 꿰뚫어 실상계(實相界)로부터 오는 파동을 감수할 수 있게 되므로, 육체의 능력은 증대되고, 지금까지 하지 못하던 것도 할 수 있게 되며, 초능력도 자연히 몸에 붙게 된다.

 이러한 이유로 연단의 법을 〈보신(補身)의 법〉이라고도 한다. 보신이란 약하고 부서지기 쉬운 물질인 육체의 활동을 보완한다는 것으로, 그것에 의하여 칼마의 세계에 살면서 칼마의 악순환에서 탈출할 수 있는 것이다.

 다음 장에서 설명하는 〈환단(還丹)〉, 〈연신(煉神)〉의 법은 더욱더 인간의 바이브레이션을 정묘(精妙)하게 하고, 3차원의 법칙에서도 자유롭게 되는 글자 그대로의 〈변신(變身)〉의 법이다. 하지만 그것도 연단의 단계를 거치지 않으면 그 달성이 불가능하므로, 이 연단의 법은 진생 실현의 제 1보로서 가장 중요한 행법이라 할 수 있다.

# 제 3 장  환    단(還丹)

## 1. 환단의 첫번째 착수-지루(止漏)

환단의 개념-기화(起火)에서 육양(育陽)으로

연단은 하단전에 정(精)을 집중시켜, 그것을 신(神)과 기(氣)에 의하여 정련(精練)해서 단을 만드는 기술이다. 그것을 예를 들어 말하면, 하단전이라는 솥에 정(精)이라는 물을 넣고 불과 바람을 보내어 끓이는 것과 같은 것이다.

물이 가열되면 하복부가 따뜻하게 더워진다. 그리고 점차 열이 높아져 하복부가 한층 더워진다. 이것이 양화(陽火)이다. 양화의 발생은 단이 결성되는 징조이다.

그러나 이 단계의 양화는 아직 매우 불안정한 상태이며, 일상 생활을 하는 동안에 체내에 흩어지거나 피부를 통하여 외부로 발산해 버리거나 하여 단으로서 고정되지 않는다. 그러므로 흩어진 정을 회수하여 단을 안정된 형태로 결성하고,

이에 그치지 않고 이것을 육성해야 한다. 그것은 마치 수태 후에 모태 내에서 태아로 성장되는 과정과 같다. 그 과정이 환단(還丹)의 단계이다. 즉 연단은 양화를 발생시키는 (起火 또는 受胎) 기술이며, 환단은 그것을 육성하는 (育陽 또는 養胎) 수단이라 할 수 있을 것이다.

육양을 위해서는 하단전에서 발생시킨 양화를 온몸에 흘려 보내어 체내에 흩어진 정을 회수해서 재차 하단전으로 되돌려 보내어 거기서 더욱더 강력한 양화를 일으키고, 그것을 다시 체내에 회전시킨다는 기술을 몇 번이고 몇 번이고 되풀이하는 것이다.

이 방법을 되풀이하고 있는 동안에 하단전에 결성된 단은 점차 안정되고 크게 성장해 간다. 이 과정이 환단이다. 환단에는 옥액환단(玉液還丹)이라는 과정과 금액환단(金液還丹)이라는 과정이 있다.

옥액환단이란 간단히 말해 체내에 흩어진 정을 회수하면서 단을 육성해 가는 과정이고, 금액환단은 체외로 흩어져 없어진 정을 회수하는 과정이다. 하지만 옥액환단으로 체내에 결성된 단이 성숙하면 바이브레이션에 의하여 자연적으로 우주의 정을 끌어들이므로, 금액환단은 다만 그 상태를 자각할 뿐 특수한 기술은 없다. 일반적으로 환단이라 하면 옥액환단이라고 생각하면 되는 것이다.

그러나 환단은 금액환단의 과정에 도달함으로써 비로소 완성된 것으로 볼 수 있으므로, 어떤 상태가 금액환단인가 하는 지식은 가지고 있을 필요가 있다.

또 연단의 단계를 〈연정화기(煉精化氣)〉, 환단의 단계를 〈연기화신(煉氣化神)〉 등으로 표현하는 경우가 있는데, 앞서의 예로 말하면, 솥에 부은 물[정]을 끓이고, 수증기를 증발시키는 것이 〈연정화기〉에 해당되고, 이 수증기를 더욱더 정제(精製)하는 것이 〈연기화신〉이라는 것이 된다.

인간은 도에서 발생한 신·기·정의 결합에 의하여 태어난다는 것은 앞장에서 설명한 대로이다. 신·기·정이 인간의 요소인데, 이것을 물에 비유하면, 물의 요소는 $H_2O$로 수증기로 되어도 $H_2O$, 물로 되어도 $H_2O$, 그리고 고체[얼음]가 되어도 $H_2O$이다. 다만 기체, 액체, 고체로 변화하는 동안에 다른 불순물이 섞이게 되므로, 이 불순물을 제거하여 순수한 형태로 하기 위해서 정련(精練)이 필요한 것이다.

### 성행위(性行爲)와 지루(止漏)

하단전에 단을 결성시키기 위해서는 다량의 정을 집결시키지 않으면 안 된다. 그런데 연단의 과정에서 정은 체내에 흩어지기도 하고 체외로 발산하기도 하여 좀처럼 고정되지 않는다.

체내에 분산된 정은 회수할 수 있으나, 체외로 새어나간 정은 이 단계에서는 어떻게 할 수가 없다. 그러나 애써 모은 정을 모조리 새어나가게 한다면 언제까지라도 단의 육성은 할 수 없으므로, 되도록 새어나가지 않도록 하는 일이 절대로 필요하다.

인체에는 외부로 통하는 큰 구멍이 9개 있다. 또 피부에는 무수한 작은 구멍이 있어서 이들 구멍을 통해 정이 체외로 새어나간다. 9개의 커다란 구멍이란 두 눈, 두 귓구멍, 두 콧구멍, 그리고 입 등 얼굴의 7개 구멍과 항문 및 성기 등 하체의 2개 구멍이다.

그중에서도 정이 제일 새어나가기 쉬운 곳이 성기이다. 하단전에서 정련된 정은 의식적으로 일정한 통로를 따라 온몸으로 순환시키지 않으면 아래로 가라앉아 정액(精液)으로 된다. 정액이 다량 괴면 성기를 통하여 외부로 배설시키려는 생리적인 욕구가 일어난다. 이것이 성욕으로 되고 또는 양기 발기라는 현상으로 된다.

실제 연단에 의하여 양화가 발생하게 되면, 60세 이상의 고령자에게서도 젊은이처럼 양기가 매일 아침 어김없이 뻗쳐서 잊고 있던 성의 충동이 되살아난다. 또 여성의 경우에는 정지되었던 월경이 다시 나타나는 것을 볼 수도 있다.

정력의 충실은 매우 좋은 현상이지만, 난처한 것은 그것 때문에 '단정을 뭉쳐서 만든' 엑기스가 체외로 유출되어 버린다는 점이다. 이것은 어떤 방법으로든지 최소한도로 멈추도록 노력해야 한다.

이것을 〈지루(止漏)〉라 하는데, 지루야말로 환단에서 제일 먼저 손댈 일이다. 정액 누출의 최대 원인은 뭐니 해도 남녀간의 성행위이다. 특히 고령자의 경우에는 되살아난 청춘을 지나치게 구가한 나머지 무리한 행동을 하기 쉬운데 이것은 매우 위험하다.

# 1. 환단의 첫번째 착수 — 지루(止漏)

「천금방(千金方)」이라는 책에 다음과 같은 이야기가 있다.
옛날 당(唐)나라 태종(太宗) 때 나이 70 정도의 노인이 나를 찾아와,
"요새 주책없이 정력이 강해져서 밤낮 없이 할머니와 즐기고 있는데, 언제나 기분 좋게 배설할 수가 있으면서도 조금도 피곤치 않다. 그런데 과연 이것이 괜찮은 것인지, 아니면 나쁜 것인지?"
라고 물었다.
그래서 나는,
"등잔의 기름이 떨어질 때쯤이 되면 갑자기 밝아지는 법이다. 그러나 그 밝기가 사라질 때 등불이 꺼진다. 귀하도 조심하는 것이 좋겠다."
고 말해 주었다. 그런데 생각했던 대로, 그 후 수십 일이 지나 그 노인은 사망했다.
생명을 귀중히 하려면, 비록 자기는 정력이 왕성하다고 생각하더라도 반드시 욕정대로 날뛰어서는 안 된다. 일단 욕정을 누루고 정액이 새는 것을 방지하면, 그만큼 정력을 증진시키는 것이 된다.
그러나 성교는 인간 최대의 쾌락이며 기쁨이기 때문에 성교를 금지하는 것은 부자연스러우며, 반드시 욕구 불만을 일으켜 여러 가지 폐단을 불러들인다. 요는 올바른 방중술(房中術)을 터득하여, 절도를 지키고 방사에 임하며, 행위는 즐기되 정은 새지 않도록 주의하는 것이 중요하다. 이 방중술에 대해서는 「기적의 氣功」에 자세히 설명되었다.

## 백호(白虎)를 잡는다 - 유정 방지법(遺精防止法)

 남녀 교합은 정이 새어나가는 최대 원인이지만, 성기에서 새어나가는 것은 성교시뿐만이 아니다. 비록 성교를 삼가고 있어도, 자연적 생리 현상을 막을 수 없다. 그것은 유정(遺精)이나 몽정(夢精)으로 되어 나타난다.
 어떤 사람은 여자와 세번 정을 통했는데, 그런 것은 아무리 해 봐도 별게 아니라고 생각하여, 일체 여색을 끊었다. 그러나 그 후 그 사람이 정을 어떻게 처리했는지는 알 수가 없다.
 참선(參禪)하는 고승들도 이 점이 매우 곤란한 것 같은데, 개중에는 스스로 남근을 절단해 버린 용감한 사람도 있었다고 들었다.
 배꼽 아래의 일은 비천한 문제로, 고결한 도사나 성직에 있는 자의 이야기를 할 필요 없다고 으시대 봐도, 인간이 자연의 생물인 이상 피해 버릴 수는 없다. 또 엄한 계율이나 수행으로 금욕을 지키려 해도, 생리적 현상으로 막을 수는 없다. 하물며 정의 충실을 목적으로 연단법을 실천하는 행자에게 있어서 지루(止漏)의 문제야말로 중대한 관문이라 하지 않을 수 없다.
 성교에 의한 누설 방지는 바른 방중술에 의하여 해결하는 것으로 하고, 그렇다면 유정(遺精)은 어떻게 할 것인가? 중국인 특유의 표현을 빌리면, 백호(白虎)를 항복시킨다는 것

# 1. 환단의 첫번째 착수 — 지루(止漏)

이다.

 백호를 항복시키기 위해서는 흥분을 일으키기 쉬운 자극성의 식품이나 음료를 먹지 않는다든가, 욕심이 일어나게 하는 육감적인 그림, 사진, 또는 영화, 소설 등에 접하지 않도록 해야만 음탕한 마음을 일으키지 않는다.

 하지만 그것은 어느 정도 효과가 있겠지만, 그렇게 되면 인생이 무의미해지고, 비록 음탕한 마음이 생기지 않는다 해도 정이 강해지면 양기는 스스로 발기하고, 양물(陽物)이 거동하면 정은 흐르기 때문에, 유정을 방지하려면 우선 양물을 잠재우는 것이 필요하다.

 원래 양물이 융기하는 것은 정이 양물에 충만되기 때문으로, 그것을 막으려면 정이 양물로 흘러드는 관문을 닫아 버리면 되는 것이다. 수문을 닫으면 저수지에서 물이 흘러나가는 것을 막을 수 있는 것과 같은 이치이다. 그 관문을 〈양관(陽關)〉이라 한다. 생리학적으로 말하면 전립선(前立腺)에 해당되는 곳이다.

 양관을 닫는 방법으로서는, 강한 의식을 작용시켜 양관을 지키는 것이 결정적인 방법이다. 양관을 지키는 방법에 대해서는 다음〔131페이지〕에 설명하겠지만, 간단히 말하면 양관에 의식을 집중하는 일이다.

 그리고 다음과 같은 방법도 유효하다.

 (1) 정좌를 할 때, 한쪽 발의 뒤꿈치로 회음부(會陰部)를 강하게 압박한다. 이것은 반좌〔單盤〕의 좌법을 취하는 것이다. 회음이란 음낭의 뒤에서 7푼(分), 항문으로부터 앞쪽으

로 3푼 정도의 위치를 말한다. 이 우묵한 곳이 양관이므로, 여기를 외부로부터 압박하는 것에 의하여 정이 관문에서 양물로 흘러들어가는 것을 차단하는 것이다.

(2) 아침 저녁으로 족심(足心 ; 발바닥) 및 허리 뒤를 마찰하고, 또 하복부를 주무르는 도인법을 행하는 것도 욕정의 습관을 고치는 데 효과가 있다.

(3) 도좌(倒坐)를 행할 것. 도좌에 대해서는 전번 저서 두 권에 자세히 설명해 두었으므로 참조하기 바란다.

(4) 그 밖에 잠을 충분히 자도록 한다. 정좌 중 발기하면 즉시 일어서서 심호흡을 하는 것도 욕정을 막는 좋은 방법이다.

## 크다고 좋은 것인가 - 마음장상(馬陰藏相)

양물은 남성의 상징이기 때문에, 남자로서는 자기가 가진 것이 크면 자기 만족을 느끼고, 작으면 열등감을 품는 것이 당연한 일인지도 모른다.

1925년대에 재즈 가수로 N이라는 사람이 있었는데, 이 사람은 가수로서도 유명했지만 동시에 남성 심볼이 큰 것으로도 유명했다. 어느 날 그의 친구가 이 가수와 함께 목욕을 갔을 때의 일이다. 그가 누워 있는 옆을 그 친구가 지나가다가 무엇이 밟히는 것 같은 느낌이 드는 순간, 그 가수가 "아얏!"하고 비명을 질렀다. 바닥에 늘어져 있던 그의 양물을 친구가 부주의하여 밟았다는 것이다. 큰 코를 가지고 있는

## 1. 환단의 첫번째 착수—지루(止漏)

그 가수의 얼굴을 생각해 보면, 이 이야기가 전혀 사실 무근이라고 할 수는 없다는 생각이 든다.

또 어떤 회합에서 다음과 같은 질문을 받은 적이 있다.

"어떤 지휘관이 적과의 대접전에서 참패를 당하고 업혀서 진지로 돌아왔을 때, 친구가 업혀 있는 그의 뒤를 슬쩍 만져 보았더니, 그의 심볼이 축 늘어져 있어서 안심했다는 이야기가 있고, 또 증권에서 1억원이라는 거액을 번 사람이 매일 아침 집을 나서기 전에 자기의 고환을 만져 보아 착 달라붙어 있을 때는 반드시 행운이 있었고, 축 늘어져 있으면 손해 보았다고 하는데, 도대체 그환은 딱딱하게 뭉쳐 있는 게 좋은가 아니면 축 늘어진 것이 좋은가?"

대부분의 남성은 심볼이 클수록 좋다고 생각하는 것 같은데, 실은 작을수록 좋은 것이다. 양물이 크다는 것은, 그 부분에 정이 흩어져 있다는 뜻으로, 정이 집중하지 않고 협도(脇道)에 분산해 있다는 것이다.

매우 위급한 일에 부딪혔을 때에는 누구든지 양물이 축소된다. 그것은 그 중요한 일에다 전 정력을 집중시켜야 하기 때문이다. 말이나 코끼리도 평상시에는 양물을 체내에 숨겨 두고 있다.

정이 새어나감을 막는 가장 효과적인 방법은 양물을 축소시키는 것이다. 그것에 의하여 양관을 잘 폐쇄하고 정의 누설을 차단할 수 있는 것이다.

〈마음장상〉이란 양물이 축소되어 어린애들처럼 작게 되는 것으로, 〈환로반동(還老返童)〉〔노인에서 어린애로 돌아감〕

128  제 3 장  환    단(還丹)

이란 이것을 말한다.

### 혼돈(渾沌)의 죽음 — 보면서 보지 않고, 들으면서
### 　　　　　　　　　　　　　　듣지 않는다

환단(還丹)의 효과를 얻으려면, 우선 정이 새어나가는 것을 최소한으로 막고〔止漏〕, 극력정(極力精)을 축적하는 데 힘써야 한다. 정의 누설이 가장 많은 것은 성교시의 사정을 비롯하여 유정, 몽정 등 성기를 통하여 이루어지므로, 이 통로를 폐쇄하여 정이 체외로 유출되는 것을 방지하지 않으면 안 된다. 그러나 정의 누설이 단지 성기를 통하여 이루어지는 것만은 아니다.

정의 누설은 외부로 통하는 인체에 있는 구멍으로도 이루어진다. 인간의 피부 표면에는 7백만이라는 기공(氣孔) 및 8만4천의 털구멍이 있어, 그것을 통하여 외계와 연락이 이루어지고, 호흡, 배설, 신진대사 등의 생체 활동을 통하여 행하고 있다. 정은 이들 피부상의 작은 구멍을 통해 체외로 발산된다. 그러나 무엇보다도 정의 대량 누설은 인체에 있는 9개의 큰 구멍을 통하여 이루어진다.

9개의 큰 구멍이란 두 눈, 두 귓구멍, 두 콧구멍, 한 개의 입 등 얼굴에 있는 7개의 구멍과 성기, 항문 등 하체의 2개 구멍이다. 더구나 여성에게는 종족 보존이라는 대사명을 수행하기 위한 또 하나의 구멍이 주어져 있다.

하체에 위치한 2개의 구멍 중 성기에 대해서는 앞서 설명했지만, 항문은 오로지 배설을 관장하는 기관이기 때문에 항상 밀폐해 둘 일이다. 어린애의 항문은 늘 꼭 조여져 있는데, 이것은 급속한 성장을 위해서는 대량의 정이 필요하기 때문에 적은 누설도 허용하지 않기 위해서이다.

그러나 나이와 더불어 활약근(活約筋)의 힘이 약해지고 항문의 조임이 약해지므로 정이 이곳으로부터 점점 빠져나간다. 맥없이 늘 문호 개방식으로 되면 그만 끝장이나 다름없다. 항문에 관심을 돌려 항상 긴축시켜 두는 것이 젊음을 유지하는 비결임을 잊지 말자.

정좌시에는 다음과 같이 한다.

항문을 닫아 활약근을 조이며, 항문을 안으로 당긴다. 다음에는 입을 다물고 혀를 입 천정에 댄다. 이렇게 하면, 하강하는 기(氣)를 위로 올려보내고, 상승하는 기를 아래로 내려보내게 되므로, 위아래에서 기의 누설을 막게 되는 것이다. 이것을 하작교(下鵲橋), 상작교(上鵲橋)의 법이라 한다.

얼굴의 7개 구멍에서도 정은 시시각각 새어나가는데, 이것은 입을 다물어 언제나 밀폐해 둘 수밖에 없다. 그러나 이들 감각 기관에서 정이 새어나가는 것은, 의식이 수반되었을 때 그 의식과 함께 정이 누설되는 것이고, 비록 눈을 뜨고 있다 해도 〈본다〔視〕〉는 의식이 작용하지 않으면 새어나가지 않는다.

그러므로 정이 눈으로 새어나가는 것을 방지하려면, 의식적으로 많은 것을 보지 않도록 한다. 마찬가지로 귀로 새어나감을 막는 일은 많이 듣지 않는 것으로, 코로 새어나감을 막는 일은 냄새를 맡는 것을 적게 하는 일로 이루어진다. 또 입으로부터 정이 새어나가는 것은 말을 할 때이므로, 쓸데없이 지껄이지 않도록 할 일이다.

그것에 관하여 「장자」에 다음과 같은 우화가 있다.

남해국(南海國)의 황제 조와 북해국의 황제 홀은 때때로 중앙에 위치한 나라에서 회합을 해 오고 있었는데, 늘 중앙국의 황제 혼돈(渾沌)으로부터 후한 대접을 받고 있었으므로 한번은 무언가 답례를 하려고 의논을 했다.

그 결과 인간에게는 누구나 이목구비(耳目口鼻)의 7개 구멍이 있어서, 듣고, 보고, 먹고, 냄새를 맡고 있으나, 혼돈에게는 그것이 없었다. 그래서 혼돈의 얼굴에 구멍을 내주기로 의견이 모아졌다. 그리하여 하루에 한 개씩 구멍을 만들어 주고 있었는데, 7개의 구멍을 다 뚫은 7일 후에 혼돈은 사망하고 말았다. 이것은 얼굴에 있는 7개의 감각 기관에서 얼마나 많은 정이 소실되고 있는가 하는 우화이다.

감각 기관이 의식과 연결되었을 때 정이 다량으로 누출된다는 것은, 의식이 정을 누출시키는 매개를 한다는 뜻이다. 격한 감정의 움직임, 희로애락, 욕망, 질투, 적의(敵意) 등의 상념(想念)도 역시 정을 누출시키는 커다란 원인이 된다는 것을 나타내고 있다.

매우 어려운 말이 되겠으나 "보면서 보지 않고, 들으며 듣지 않고, 생각하며 생각하지 않는, 일체를 천리 자연에 맡기는" 것이 정의 누출을 최소한으로 줄이는 비결이다.

## 2. 옥액환단(玉液還丹) – 통관(通關)

### 〈음교(陰蹻)〉를 사수하라

 연단(煉丹)의 법으로 하단전(下丹田)에 발생된 양화(陽火)를 흩어져 버리지 않도록 노력하면서 귀중하게 키워 나가면, 양화는 점차 열이 커져서 그 범위도 널리 하복부 전체로 퍼져 간다.
 그리하여 열은 배꼽에서 위쪽으로 올라온다. 그와 같은 상태에 도달하면, 의식적으로 이것을 아래로 내려보내 하단전에 집어넣도록 한다. 그러면 양화는 점점 더 왕성해져서 다시 위로 올라가려고 한다. 그때도 다시 이것을 끌어내린다. 이와 같은 조작을 반복하는 동안에 하복부 전체의 열이 높아져 간다. 그리고 나서 이번에는 양화가 아래쪽으로 범위를 넓혀 간다.
 그렇게 되면 즉시 양관(陽關)을 막아, 양화가 양관을 통하여 성기 쪽으로 넘쳐 나가는 것을 막는다. 그와 동시에 의식적으로 양화를 〈음교(陰蹻)〉에 인도한다.

　음교는 양관과 같은 장소이다. 즉 음낭의 뒤쪽 7푼, 항문의 앞쪽 3푼 정도의 부분, 소위 회음(會陰)이라는 오목한 곳으로 〈해저(海底)〉라고도 하는 급소이다. 여기서부터 정이 성기 쪽으로 흘러들어가기 때문에 그 관문을 양관이라고 하는 것이다.

　지금까지 하단전이라는 넓은 장소에서 양화를 일으켜 왔는데, 그것을 음교라고 하는 작은 부분에 집중시킨다. 볼록 렌즈(凸)로 태양광선을 모으는 경우 촛점을 작게 할수록 열은 강해져, 광범위하게 비추는 태양의 빛을 작은 촛점에 모으면 물질이 타기 시작한다. 이 물리적 현상처럼, 양화를 하단전이라는 넓은 범위에서 음교라고 하는 하나의 국부(局部)에 집중시키는 것에 의하여 열도는 급속히 높아진다.

　의식으로 양화를 인도한다 하지만, 상상력이나 의지의 힘을 과도하게 써서는 안 된다. 연단의 경우와 마찬가지로, 감각의 빛으로 그 부분을 비추고, 들숨, 날숨을 모두 그곳에 집중시킨다는 방법으로 행한다. 즉 쬐는〔回光返照〕 장소를 하단전이라고 하는 넓은 범위에서 음교에 국한시키는 것이다.

　처음에는 음교의 위치를 잘 알 수 없으므로 개념상의 위치를 대상으로 삼지만, 양화가 흩어져 버리지 않는 한 그 위치는 자연히 알게 된다.

　이때 양물(陽物)이 갑자기 일어나는 일이 많은데, 이것은 양화가 양관에서 유출하여 성기에 충만되기 때문이다. 만일

## 2. 옥액환단(玉液還丹) - 통관(通關)

그와 같은 현상이 일어나면 이를 꽉 악물고, 혀를 위턱에 밀착시키며, 의식을 양관에 집중시켜서 필사적으로 그곳을 지키도록 한다. 성기가 발기되면 의식도 거기에 빼앗기기 쉬운데, 절대로 의식을 흐트러뜨리지 않도록 음교에만 집중시키지 않으면 안 된다.

이렇게 하면 일단 양물 쪽으로 흘러들어갔던 정(精)도 양물에서 떠나 다시 양관으로 되돌아와서 음교에 집중되기 때문에 양물은 자연히 힘을 잃어버리고 스러진다.

이렇게 하여 양관에서의 정의 누설을 방지해서 양화를 음교에 집중시키지만, 왕성해진 양화는 한 곳에 머물러 있을 수 없으며, 맹렬하게 후방으로 분출하여 곡도(谷道 ; 항문)를 통해 외부로 새어나갈 기세로 뻗치게 된다. 그러므로 때를 놓치지 말고 항문을 밀폐하여 정의 누설을 미연에 방지하고, 이것을 미골(尾骨) 밑에 있는 미려(尾閭)라는 곳으로 인도하는 것이다.

### 적룡(赤龍)을 자른다 - 여자의 수법(修法)

지금까지 환단에 대해서 남자를 기준으로 설명했으나, 여자의 경우에 대해서도 간단히 설명해야 하겠다.

물론 남자나 여자나 인간의 본질에는 차이가 없으므로 남자의 수양법이 대부분 여자에게 부합되는 것은 말할 필요가 없다. 특히 최근 젊은 사람들은 머리 모양, 복장에서부터 걸음거리, 태도, 또는 음성과 어조에 이르기까지 겉모양으로는 남녀의 구별이 분명치 않을 정도로 닮아가고 있다. 아니, 외관뿐 아니라 체질까지 접근해 왔다고 하는 사람도 있다.

이 경향은 앞으로도 계속될 것이며, 장래에는 남녀의 구별이 더 적어질지도 모르겠다. 그러나 아무리 남녀의 차이점이 적어졌다 해도 절대 어길 수 없는 차이점이 있다. 그것은 말할 것도 없이 생식 기관이다.

연단이나 환단의 법은 정의 강화, 연성을 주요한 요소로 하고 있으므로, 주로 생식 기관에 큰 연관을 가지게 된다. 그러므로 남녀의 생식기 및 그 기구가 다르면, 당연히 그 기법에도 차이가 있어 마땅할 것이다.

이 점에 대해서는 고래로 여러 가지 설이 분분하여 결정적인 정설이 없으며, 나 자신도 물론 체험해 볼 수가 없기 때문에 확실한 것은 말할 수 없다. 하지만 일단 무난하다고 생각되는 방법을 설명해 둔다.

우선 연단의 경우 남자는 하단전에 회광반조하고, 신·기·정을 여기에 응집시킨다는 것은 앞서의 설명과 같다. 여자의 경우는 이 부분에 자궁이라는 기관(器官)이 있어, 여기에 고열을 발생시키면 자궁에 좋지 않으므로, 배꼽 위, 심장 아래의 중단전(中丹田)에 의식을 집중하는 것이 무난할 것이다. 그리고 조식(調息)은 문화(文火)의 방법을 행한다.

월경 중 또는 임신 중에 연단의 실천은 무방하지만 연단을 행하고 있으면 남자의 경우처럼 정이 왕성해져서, 월경 때가 아닌데도 출혈이 나타나는 경우가 있다. 이것은 남자에 있어서 정액에 해당하는 것으로, 이것을 유출시키는 것은 정을 누설시키는 것과 같으므로, 지루(止漏)의 수단을 강구해야 하는 것이다. 그것을 "적룡(赤龍)을 자른다"고 하는 것이다.

적룡을 자르는 것은 남자의 경우의 백호(白虎)를 항복시키는 방법에 따른다. 다만 의식을 집중시키는 곳이 중단전일 뿐이다.

남녀 모두에 해당되는 것이지만, 고령자는 정이 약해져 있기 때문에 먼저 정을 강화하지 않으면 안 된다. 그것을 위해서는 남자는 하단전, 여자는 중단전에 신·기·정을 응집시켜 강화시킨다.

양화가 열을 높여 가는 것은, 정이 강화된 증거이기 때문에 그 위에 양화를 〈음교〉로 보내는데, 청년의 경우에는 이미 정이 충실해 있으므로 처음부터 〈음교〉에 집중시키면 될 것이다.

여자라 해도, 젊은 사람은 중단전에서 양화를 일으킬 필요 없이 〈음교〉에서 시작하여도 지장이 없다. 물론 이 경우 지루〔赤龍切斷〕에는 만전을 기하지 않으면 안 된다.

그 밖의 기법은 모두 남자와 같다.

### 양화(陽火)의 통로 - 기경팔맥(奇經八脈)

양화를 체내에 순환시키려면 올바른 통로로 통과시키지 않으면 안 된다. 양화가 올바른 통로에서 이탈하면 체내 여러 곳으로 분산되어, 곧 가까운 곳의 구멍을 통해 몸 밖으로 빠져나가고 만다.

　올바른 통로란 무엇인가? 그것은 한마디로 말하면 기맥(氣脈)이다.

　인체는 모두 〈기(氣)〉로 구성되어 있다. 그 기를 정이 움직여 생명 활동이 이루어지고 있다. 인간의 생명 활동이 건전하게 이루어지려면, 기〔정〕의 원활한 순환이 필요하다. 예를 들면 혈액도 기가 액화한 것인데, 혈액의 순조로운 순환이 인간의 건강에는 필요하다. 혈액의 순환이 순조롭지 못하고 정체하거나 부족하면 병이 되는 것이다.

　혈액은 혈관 및 모세관(毛細管) 속을 흐른다. 이것을 혈맥(血脈)이라 한다. 마찬가지로 기는 기맥(氣脈)이라는 통로를 통하여 온몸을 순환한다.

　한방의학(漢方醫學)에서는 기맥을 〈경락(經絡)〉이라고 한다.

　경(經)은 주선(主線)에 해당되고 락(絡)은 지선(支線)으로, 체내에는 12개의 경과 15개의 락이 있다고 한다. 그러나 기를 온몸에 빠짐없이 순환시키는 데는 이것만으론 불충분하며, 이것 이외에 8개의 기맥이 마련되어 있는 것이다. 이것은 경락을 넘쳐나온 기를 통과시키는 통로라고 하는 것인데, 일반적으로는 퇴화하여 기의 통로로서 도움이 되지 못한다.

　그리하여 경락을 〈정경(正經)〉이라 하고, 이 8개의 기맥을 〈기경팔맥(奇經八脈)〉이라 부르고 있다. 이것이 환단의 경우 양화의 통로인 것이다.

　기경 8맥이란 독맥(督脈), 입맥(立脈), 충맥(衝脈), 대맥(帶

## 2. 옥액환단(玉液還丹) - 통관(通關)   137

脈), 양교(陽蹻), 음교(陰蹻), 양유(陽維), 음유(陰維)의 8개이다. 이 중에 독·임 양맥이 2대 간선(幹線)이며, 그 밖의 6개는 보조선이다.

독맥은 위턱에서 앞이마 부분, 머리 끝(꼭대기)을 통과하여, 연수(延髓), 척추를 따라 신체의 등 부분을 내리질러, 미골(尾骨)에서 음교(陰蹻)에 도달하고, 여기서 임맥과 만난다. 또 임맥은 아래턱에서 인후(咽喉), 흉부(胸部)와 신체의 전면을 통과하여 음교에 도달하는 기맥이다.

충맥은 임맥의 뒤쪽을 내리달리는 중앙선으로, 인후부에서 임맥과 연결된다.

대맥은 복부에 있으며, 횡격막(橫隔膜)을 따라 옆으로 띠모양으로 지나가고 있다.

양교, 음교는 양 다리에 있으며, 양교는 다리의 바깥쪽, 음교는 안쪽을 통과하고 있다. 양유, 음유는 양 팔에 있으며, 양유는 팔의 바깥쪽, 음유는 안쪽에 분포되어 있다.

이 기경 8맥에 대해서는, 서양의학은 물론 한방의학에서도 극히 애매하게 취급하고 있으며, 지나치게 이것에 저촉되지 않으려는 것 같은데, 이것은 기경의 위치나 역할을 잘 모르기 때문이다. 다만 선도에서만은 그 중요성을 알고 있다.

왜냐하면 이 기경 8맥이야말로 환단의 경우 양화의 바른 통로이며, 보통 때는 폐쇄되어 있는 이 통로를 개통하여 비로소 본래 인간으로서의 완전한 생명 발현이 이루어지기 때문이다.

## 전규(展竅)라는 것

　기경 8맥은 인간이 모태(母胎)에서 생활하고 있던 태아 시대에는 호흡이나 그 밖의 중요한 생명 활동의 기관으로 사용되고 있었으나, 출생과 더불어 입·코로 호흡하게 되어, 보통 사용하지 않음으로써 폐쇄 상태로 된 것이다.
　그러나 그것은 파이프가 막혀 통할 수 없게 된 것이 아니라, 기맥상에 있는 요소요소가 폐쇄되어 통행 정지가 되어 있는 것으로, 이 요소들을 열어 주면 지장 없이 통과하게 된다. 이 요소를 규(竅)라 한다.
　규라는 것은 구멍이라는 뜻이다. 인체에는 많은 규가 있는데, 경락상에 있는 규를 경혈(經穴)이라 하여 침술 치료에는 이 경혈이 사용된다.
　규는 기경 8맥의 독맥상에 6개, 임맥상에도 6개가 있으며, 여기가 폐쇄되어 있기 때문에 기가 통하지 않는 것이다. 그러므로 양화를 독맥, 임맥으로 통과시키려면, 우선 이들 규를 개통시키지 않으면 안 된다. 이것을 〈전규(展竅)〉라고 한다.
　기경은 8개가 있는데, 그중에 독맥과 임맥이 주요 간선으로, 이 2개의 맥이 개통되면, 나머지 6개의 맥은 자연히 전부 통과된다. 그리고 독맥, 임맥상에 있는 합계 12개의 규 전부를 하나하나 열지 않아도, 그중의 주된 것〔독맥에 3개, 임맥에 3개 있음〕을 열어 주면 나머지는 자연히 개규(開竅)

## 2. 옥액환단(玉液還丹) - 통관(通關)   139

되는 것이다.

독맥 쪽에 있는 주요한 규의 첫번째 것은 〈미려관(尾閭關)〉이다. 미려는 미골 아래쪽에 있다. 그 다음은 〈협척관(夾脊關)〉으로, 이것은 척추 5번째에 해당한다. 세번째는 〈옥침관(玉枕關)〉으로 연수(延髓)상에 있다.

임맥 쪽은 제일 위가 〈산근(山根)〉으로, 이것은 양 눈썹 중앙의 오목한 곳으로 뇌하수체가 있는 곳이다. 다음이 심와(心窩 ; 명치) 부위로, 이것을 〈중황(中黃)〉또는 〈단중(膻中)〉이라고도 한다. 생리학적으로는 태양신경총(太陽神經叢)의 곳이다. 그리고 제일 아래에 있는 것이 〈음교〉이다.

음교는 별명이 〈해저(海底)〉 또는 〈양관〉이라 하며, 성기능을 다스리는 곳이다.

더구나 독맥과 임맥은 이 음교에서 교합하고 있는데, 이 규가 이상의 6개 규 중에서 가장 중요한 곳이기 때문에 이것을 〈주규(主竅)〉 또는 〈규중규(竅中竅)〉 등으로 칭한다.

전규(展竅)라는 것은 이들 규를 하나하나 덥게 하는 것이다. 덥게 한다는 것은 양화가 거기에 들어간다는 것을 의미하므로, 막힌 것이 열렸다는 뜻이 되는 것이다.

규라든가 경혈이라는 것은 시체를 해부해도 보이지 않기 때문에, 물질 만능의 의학 신봉자는 그 실재를 부인할지도 모른다.

그러나 이미 중국이나 프랑스에서는 경혈의 전기적(電氣的) 특성을 실증하는 기계 장치도 고안되어 있어, 그 실재는 논의의 여지가 없는 명백한 사실로 되어 있다.

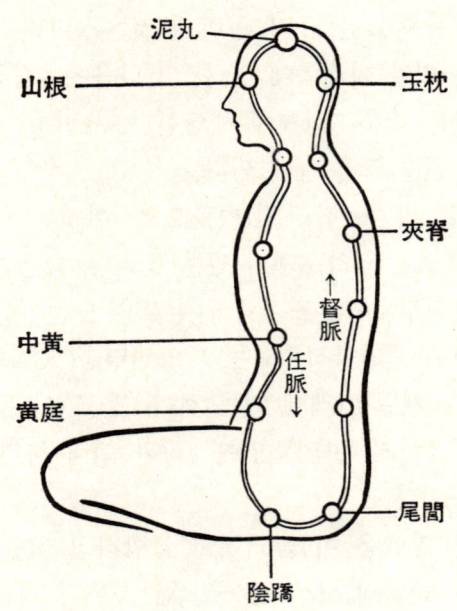

督・任 兩脈과 竅

　시체 해부를 유일한 근거로 하여, 인간을 부품(部品)을 주워 모은 기계로 착각하고 있는 유물론자에게는 생명의 신비가 이해될 리 없는 것이다.
　일본은 GNP에 있어 세계 제2위를 으시대고 있지만, 의학의 수준은 세계 39위에 랭크되어 있는 것 같다. 동양에 있는 귀중한 유산을 버리고, 서양 고전 의학의 찌꺼기만을 고마와하고 있기 때문이 아닐까.

## 〈하차통관(河車通關)〉

　연단법에 의하여 하단전에 양화를 발생시키고, 이것을 육성해 가면, 양화는 점점 강하게 커진다. 그리고 위로 올라가려 하지만 이것을 의식으로 끌어내린다. 이것을 되풀이하면 양화의 세력은 점점 강해져서, 이번에는 양관에서 성기 방향으로 달아나려고 하기 때문에, 양관을 닫고 음교를 굳게 지키고 있으면, 출구가 막힌 양화는 곡도〔항문〕쪽으로 이동해 간다. 그러면 즉시 항문을 꼭 오므리고 밀폐해 버린다. 이곳까지 닫혀 버리면 갈 곳은 단 한 군데, 그것이 미골 아래에 있는 미려(尾閭)이다.
　이곳은 독맥의 제일 관문으로, 보통 때는 폐쇄되어 있으나, 열을 높인 양화는 이 관문을 파괴하고 이곳을 통과하여 또다시 독맥을 위로 향하여 진행한다.
　이것을 〈하차통관(河車通關)〉이라 한다. 하차라는 것은 양화〔丹〕를 실어나르는 수차(水車)로서, 양화의 진행 상황이 차가 달리는 것과 같아서 그런 이름을 붙인 것이다.
　하차통관은 환단(還丹)의 주요한 기법(技法)이다.
　하차통관에 즈음하여 주의해야 할 일은, 의지나 상상력의 힘으로 하차를 움직여서는 안 된다는 점이다. 이것을 〈하차공운(河車空運)〉, 즉 단(丹)을 싣지 않은 빈 차를 운전한다고 하며, 환단의 목적에 따르지 않은 쓸데없는 노력일 뿐더러, 폐해를 수반하는 일이 있으므로 주의하지 않으면 안 된다.

하차는 양화가 성숙하면 자연히 움직이기 시작하므로, 그 때를 끈기 있게 기다리지 않으면 안 된다. "서두르면 일을 그르친다"는 계율을 지켜, 하차가 스스로 운행되기를 기다려야 한다.

그러기 위해서는 연단의 법을 열심히 행하며, 단의 육성에 신경을 쓰는 것이 당연하다. 역시 때를 기다리는 것이 필요하다. 비록 불을 세게 땐다 해도 한순간에 밥을 지을 수 없는 것처럼, 때가 오는 것을 기다리지 않으면 안 된다.

기기(氣機)의 발동은 자각할 수 있기 때문에 발동되면 즉시 양관 및 곡도를 밀폐하여 지루(止漏)에 만전을 기하고, 다음의 관(關)에 의식의 빛을 비춰서 방향을 지시하도록 한다. 동시에 조식(調息)을 무화(武火)에서 문화(文火)로 교체시킨다.

무화, 문화에 대해서는 전장에서 설명하였지만, 무화는 의식과 힘을 사용하여 아랫배를 강하게 움직이는 반면, 문화는 아랫배에 힘을 주지 않고 자연에 맡기며, 단지 의식의 빛으로 비추어 주는 것뿐이다. 보통 연단〔起火〕때는 무화를 쓰며, 통관시에는 문화를 사용한다.

하차가 미려에 도달하면 그 부분이 더워지므로, 거기에 의식의 빛을 보내어 하차의 통관을 돕는다. 그러나 미려에 도달한 양화의 힘이 약한 경우에는 그대로 단번에 통관이 안 된다.

그런 때는 결코 무리하게 통과시키지 않도록 하고, 일단 출발점〔하단전〕에 양화를 끌어올려 재기(再起)를 기하도록 한다.
 그리하여 연단법에 따라 양화 육성에 힘쓰며, 양화가 성숙하기를 기다린다. 시기가 되면 또다시 하차가 발동되기 때문에 앞서의 순서에 따라 재차 하차를 미려에 인도시킨다. 언제 통관할지 예측할 수 없으므로 자연에 맡기고, 통관을 못하면 몇 번이고 하단전에 되돌려 자연의 시기를 기다린다.

## 미려(尾閭)에서 협척관(夾脊關)으로 — 목욕

 그런데 순조롭게 미려를 통과했으면, 다음에는 협척관으로 진행한다. 협척관은 척추의 5번째에 해당되고, 독맥의 4번째 규에 해당되는, 미려가 통과되면, 2~3번째의 규는 자연적으로 열려 어려움 없이 통과하게 되므로, 곧바로 협척까지 가면 되는 것이다.
 이 관문은 미려관에 비하면 통관이 용이하나, 그 통로가 길기 때문에 양화의 세력이 약해진다. 제대로 통과할 수 없는 경우에는 양화를 하단전으로 되돌려보내 처음부터 다시 하지 않으면 안 된다.
 협척관이 통관되면, 다음은 옥침관(玉枕關)인데, 옥침관에 가기 전에 잠깐 쉰다. 이것을 〈목욕(沐浴)〉이라고 한다.
 목욕이란 숨(息)을 멈추는 일이다. 숨을 멈춘다 해도 참고 기다린다는 것이 아니라, 숨에서 완전히 의식을 제거시키는 것이다.
 앞서 설명한 대로, 통관시에는 문화라고 하는 조식법에

의하여 호흡하지만, 무화도 문화도 의식 호흡[조식]이지 자연 호흡이 아니다.

우리들이 평상시 습관적으로 행하고 있는 호흡 방식은 흔히 자연 호흡이라 부르지만, 이것은 본래의 자연 호흡이 아니라, 부자연한 생활 방식에 의해서 후천적으로 습관화되어 버린 호흡법으로, 이것을 범식(凡息)이라고 한다.

범식은 의식을 흐트러뜨려 통일의 행에 들어갈 수 없게 하므로, 정좌법에서는 인위적인 조식을 사용한다. 그러나 조식은 수단일 뿐 목적은 진식(眞息)을 끌어내는 데 있는 것이다.

진식은 인간 본래의 선천적인 자연 호흡이다. 장자는 "일반 사람은 입과 코로 숨을 쉬지만, 진인(眞人)은 발뒤꿈치로 숨쉰다"고 말하고 있는데, 인간은 발뒤꿈치나 피부 또는 뼈로도 호흡한다. 요컨대 전신적(全身的)인 호흡, 이것이 진식이다. 그러므로 진식으로 호흡할 때는, 코로 쉬는 숨은 병아리 깃털을 코 끝에 붙여 두어도 움직이지 않을 만큼 조용한 것으로, 자기 자신도 호흡을 하고 있는지 않는지 모를 정도이다.

진식이 되면 의식은 정지하고, 잠재 의식의 망동(妄動)도 없고, 우주의 의식[神]만이 휘황찬란하게 빛나고, 상대계(相對界)에 있으면서 상대를 초월하고, 모두가 기쁨이고, 여하한 속박에서도 벗어나, 하늘에 살며, 꿈속에서 노는 절대적 경지에 도달할 수가 있다.

진식은 범식(凡息)에서는 생겨나지 않는다. 진식은 조식

## 2. 옥액환단(玉液還丹) - 통관(通關)  145

〔문화〕에 의해서만 얻어진다. 목욕은 진식의 훈련이다.

그러므로 목욕 시간은 길면 길수록 좋을 것이지만 처음부터 길게 계속할 수는 없으므로, 1초든 2초든간에 무리하지 않게 행한다. 익숙해짐에 따라 점차 시간을 연장시키는데, 무리를 하면 환단의 행이 흐트러지므로 결코 능력 이상으로 행해서는 안 된다. 목욕이 끝나면 다음 단계로 옮아간다. 하차를 옥침관에 몰고 가는 일이다.

### 진양화(進陽火)와 퇴음부(退陰符) - 하차(河車)의 통로

옥침관(玉沈關)은 연수(延髓)상의 부위이다. 이 관(關)은 구멍이 매우 작기 때문에 통관이 매우 곤란하며, 통관이 안 될 때 무모한 하차공운(河車空運)이 되지 않도록 몇 번이건 하단전으로 되돌려 시기를 기다리지 않으면 안 된다.

양화가 옥침관을 통과하면 〈이환(泥丸)〉에 집어넣는다. 이환이라는 것은 천정(天頂 ; 머리 끝)이며, 이것은 규(竅)는 아니다. 생리학적으로 말하면, 〈송과선(松果腺)〉 부위이다.

양화가 옥침관을 통과하여 이환에 들어갈 때의 일반적 상황은 두 귀가 화끈하게 뜨거워지며, 현기증 같은 느낌이 들기도 하고, 번쩍하는 섬광이 지나가기도 하고, 또 일종의 작렬음(炸裂音) 같은 음향이 들리는 일도 있다. 때로는 가벼운 실신 상태를 일으키는 일도 있으나, 극히 잠시 동안의 일이므로 놀라거나 염려할 필요는 없다.

음교에서 미려, 협척, 옥침의 각 관을 통하여 이환에 도달하는 행정(行程)을〈진양화(進陽火)〉라 한다. 이것으로 독맥이 전부 통관한 셈이 된다.

진양화에 의하여 등 속이 전체적으로 따뜻해져, 겨울에도 하루 종일 봄날과 같은 따뜻함을 느낀다.

이환에 들어간 양화를 다음에는 전면에 있는〈산근(山根)〉으로 보낸다. 산근은 양 눈썹의 중간, 생리학적으로는 뇌하수체(腦下垂體)의 부위이다. 여기는 상단전의 중심부로, 이곳에서 앞부분의 임맥을 하강시키는 것인데, 앞쪽의 경우에는 규를 사용하지 않고 단전을 사용한다. 그리하여 상단전에서 중단전, 하단전 순으로 양화를 내려보내 임맥을 통관하는 과정을〈퇴음부(退陰符)〉라고 말한다.

양화가 상단전에서 안면(顔面)을 하강할 때에는, 두 눈이 뜨거워지고, 흰 빛이 퍼져서 머리가 상쾌하게 맑아지는 느낌을 받는다. 양화가 입을 통과할 때는, 입 속에 침이 가득 괸다. 이 침은 매우 감미로운 맛이 있어서 이것을〈감로(甘露)〉라고 한다.

감로가 넘쳐나면 이것을 삼킨다. 이 감로와 더불어 양화가 임맥을 타고 내려가는데, 그때부터 약간 변화된 느낌을 가지게 된다. 독맥을 타고 오르는 진양화 때와 임맥을 타고 내려가는 퇴음부 때는 약간 상태가 다르다.

그 첫 차이점은, 진양화의 경우는 등 속 일대가 대단히 뜨거워지지만, 퇴음부의 경우는 가슴 일대가 상쾌하게 맑다는 감이 들며, 단지 양화가 통과하는 부분만이 열을 느낀다.

두번째 차이는, 진양화 경우의 열은 액체적인 열인데 비해, 퇴음부의 경우는 건조한 열풍과 같은 매우 상쾌한 느낌이 드는 점이다.

양화가 중단전에 하강하여 중황(中黃 ; 명치 부근)에 도달했을 때〈목욕〉을 행한다. 목욕은 독맥상의 협척관의 경우와 같다. 다음에는 중단전에서 하단전으로 홀려 보내어〈황정(黃庭)〉에 집어넣는다. 황정이란 하단전의 규로, 배꼽 바로 아래에 있다.

연단〔기화〕은 먼저 하단전 일대에서 행하고, 양화가 생기는〈음교〉에 초점을 맞추어 여기서 통관의 여행에 들어서는데, 귀전(歸田) 때에는 황정을 열어 거기서 보존시킨다.

이것으로 임맥도 전부 통과하게 되어, 온몸을 등에서 흉부에 걸쳐 수직으로 한 바퀴 돌게 한 것이 된다. 이것이 하차의 통로로, 이 통로를〈옥액환단(玉液還丹)〉이라 하며, 이것을 되풀이 행함으로써 단이 고정(固定)되어 강하고 크게 길러져 간다. 그 상태가 수태 후 모체 내에서 자라는 태아와 유사하기 때문에 이것을〈성태(聖胎)〉라고도 한다.

## 3. 환단(還丹)의 연구와 금액환단(金液還丹)

**통관(通關)을 돕는 도인법과 자동공법(自動工法)**

하차의 통관을 돕고, 환단을 쉽게 하기 위한 방안이 여러 가지 있다. 그 한 가지가 여러 가지의 도인법이다.

(1) 고치법(叩齒法)

이것은 양손의 손가락 끝으로 볼 위에서 상하의 잇몸을 두드리는 방법인데, 우선 이를 악물고 두 눈을 아래로 향하게 하여 잇몸을 긴장시킨 후 두드린다. 다음에는 이를 느슨하게 물고 두 눈을 위로 향하게 하고 이완시킨 후 두드린다. 이런 식으로 번갈아 가면서 고치를 행한다.

(2) 천고법(天鼓法)

가운뎃손가락을 귀뿌리에 대고, 둘째손가락을 가운뎃손가락 위에 얹는다. 둘째손가락을 미끄러뜨리면서 귀의 뒷골을 두드린다. 이 경우 중요한 것은, 무명지와 새끼손가락을 가

## 3. 환단(還丹)의 연구와 금액환단(金液還丹)  149

웃뎃손가락과 나란히 하여 귓바퀴를 구부리고 귓구멍을 완전히 덮는다는 것이다. 양 귀를 동시에 행한다.

 (3) 엄지손가락의 등으로 미려관에 해당되는 곳을 강하게 마찰한다. 다음에는 협척관의 부위를 같은 방식으로 마찰한다. 계속해서 옥침도 같은 식으로 마찰한다(36회). 다음에는 이환(머리 끝)을 손바닥으로 가볍게 마찰한다. 다음은 산근〔두 눈의 중간〕을 문지른다(24회). 그리고 턱 아래〔갑상선〕를 손가락 안쪽으로 지압한다.

 다음은 손바닥으로 심장부에서 치골(恥骨)까지 일직선으로 쓸어내린다. 그것이 끝나면, 배꼽을 중심으로 하여 주위를 원형으로 마찰한다(24회).

 마지막에는 왼손으로 음낭을 들어올리고, 회음 부위를 오른손의 손바닥으로 가볍게 마찰한다.

 이상의 도인법은 통관의 보조로서 매우 도움이 된다.

 또 도좌법(倒坐法), 팔단금법(八段錦法), 역근경(易筋經), 태극권 등도 효과가 있다. 다만 도좌는 고혈압인 사람은 해서는 안 된다.

 더욱이 이상의 방법은 통관의 보조법으로서 보통 정좌(靜坐)를 하기 전에 하는 것인데, 정좌가 끝난 후에 바로 일어서서 일상의 행동으로 옮겨가는 것은 좋지 않다. 그러므로 고치, 천고, 마찰 등은 정좌 후에도 행하는 것이 필요하다.

 정좌 중에는 신체가 자연히 움직여지는 경우가 있는데, 이것을 잘 이용하면 통관을 쉽게 해 주고, 양화가 표피만 아니라 안속 깊이 통하도록 촉진시켜 준다. 이것을 〈자동공법

(自動工法)〉이라 한다.

  자동공법은 잠재 의식이 신체를 움직이는 것이므로 의식하지 않고 움직이지만, 멈추려고 하면 언제든지 멈출 수가 있다. 또 멈추려고 하지 않아도, 어느 정도의 시간이 경과되면 자연히 정지된다. 잠재 의식은 일종의 본능이기 때문에 신체에 대한 것은 표면 의식보다도 잘 알고 있으며, 생각이 미치지 않는 체내의 폐쇄 부분이나 결함 등을 교정하는 운동을 하기 때문에 병치료에도 도움이 된다.

### 가통관(假通關)과 진통관 – 주천법(周天法)

  통관에도 단계가 있다. 처음에는 양화가 피부 가까이로 통한다. 그러므로 독맥을 상향(上向)시킬 때는 피부 표면에 따뜻함을 느낀다. 또 임맥을 하강(下降)할 때는 약간 상쾌한 느낌을 가지게 된다. 이 과정을 〈가통관(假通關)〉이라고 한다.

  그러나 가통관의 과정을 되풀이하고 있는 동안에, 양화가 점점 피부보다 속으로, 즉 신체의 내부를 통하게 된다. 그리하여 척추 가까이를 통하게 된다. 이것이 〈진통관(眞通關)〉이다.

  진통관의 단계가 되면, 등 쪽의 독맥을 올라갈 때에는 뼈의 내부가 뜨거워지고, 마치 취한 것 같은 기분이 된다. 그리하여 열류(熱流)가 옥침관을 통과할 때는 작렬음 같은 음향이 들리며, 백색광(白色光)에 포위된 듯한 기분에 젖어든다.

## 3. 환단(還丹)의 연구와 금액환단(金液還丹)  151

흉부의 임맥을 하강할 때 건조한 열기가 통과하면 두부(頭部) 및 전면부(前面部)가 갑자기 청량한 기분이 되며, 어깨에서부터 등 일부가 봄빛을 쬐는 것처럼 쾌적한 따사로움을 느낌과 동시에 몸 전체가 투명하게 되는 것 같은 기분을 느낀다.

물론 진통관이 이상적이지만, 이 단계에 도달하려면 시간과 수단이 필요하다.

가통관은 하단전에서 발생시킨 양화를 음교에서 미려로 인도하여, 독맥상의 6개 규를 통관시켜 이환에 넣고, 다시 산근에서 상단전, 중단전, 하단전과 임맥을 통과시키는 방법으로 독맥, 임맥이 통과되었으며, 이것으로 기경 8맥이 전부 통과되었다고 할 수 있다. 그런데 독맥, 임맥 이외의 6맥에도 순환시켜, 온몸에 기를 순환시킬 필요가 있다. 이것을 〈주천법(周天法)〉이라 한다.

주천법에도 두 가지 방법이 있다. 소주천법(小周天法)과 대주천법(大周天法)이다. 일반적으로 소주천법은 상반신에 기를 순환시키는 법이고, 대주천법은 발 부분에 이르기까지 온몸에 순환시키는 법이라 하겠다.

엄밀하게는 대주천법은 우주와의 교류를 필요로 하기 때문에 금액환단의 단계에 도달하지 못하면 할 수 없는 것이다. 따라서 여기서는 일반적으로 말하는 소주천, 대주천을 포함하여 기의 전신 순환에 대하여 설명한다.

그 방법은 하단전에서 발생시킨 양화를 음교에 모아 이것을 사타구니 안쪽에서 두 다리의 안쪽을 통하여 용천(湧泉 ;

발등)에 인도하고〔이 코스가 奇經八脈 중의 陰蹻이다〕, 다음에는 바깥쪽의 복사뼈로 돌려, 다리의 외측을 통하여 위로 올린다〔이 코스를 陽蹻라 한다〕. 그리고는 엉덩이 부분에서 양쪽의 양화를 모아, 미려에서 독맥을 통하여 이환에 넣는다. 독맥은 항상 아래에서 위로 라는 일방 통행이다.

이환에서 산근을 거쳐 입의 양쪽을 통과, 그대로 양 어깨로 내려, 팔의 외측을 통하여 손끝으로 보내고〔이것은 陽維이다〕, 다시 내측으로 돌아 팔의 안쪽〔陰維〕을 통과하고, 목에서 흉부〔任脈〕를 하강시켜 하단전에 되돌아오게 한다. 이것으로 온몸의 표면을 일주한 셈이 된다.

다음에는 충맥(衝脈)과 대맥(帶脈)에도 순환시킨다.

충맥은 임맥의 뒤쪽, 독맥과 임맥의 중간을 수직으로 달리고 있다. 또 대맥은 횡격막을 따라 상복부(上腹剖)를 허리띠 모양으로 감아 돌고 있다.

따라서 음교에서 미려, 협척, 옥침이라는 독맥 코스를 통과하여, 이환에서 산근을 거쳐 충맥선에 포인트를 바꾸어 충맥을 위에서 아래로 통과해 나간다. 또는 임맥을 하강하는 도중에 중단전에서 대맥으로 들어가, 복부를 일주시킨 후 하단전에 되돌리는 등 충·대 양맥도 순환시킨다.

또 음교, 양교, 독맥, 양유, 음유, 충맥, 대맥, 임맥의 순으로 일거에 온몸을 순환시켜도 좋지만, 원칙적으로 독맥은 아래에서 위로, 임맥은 위에서 아래로, 충맥은 위에서 아래로, 대맥은 좌회전으로 순환시킨다.

가통관 및 소주천으로 되풀이 실행하고 있는 동안에, 양화는 점점 몸 안의 깊은 곳을 통과하게 되어, 마침내 진통관이 실현된다.

### 진통관과 마음장상(馬陰藏相)

가통관이 진통관으로 이행하는 과정에 실행하는 것이 〈마음장상〉이다. 마음장상이라는 것은 앞에서도 약간 언급하였는데, 양물(陽物)을 축소시키는 기술이다.

기술이라 해도 그와 같은 단계에 도달하지 못하면 곤란하며, 도달하면 자연적으로 그 현상이 나타나지만, 도달하지 않은 상태에서 무리하게 하려고 하면 오히려 해가 된다.

모든 선도의 실천은 자연에 따른다는 것을 원칙으로 하고 있으며, 이것을 〈도법자연(道法自然)〉이라 한다. 자연을 무시한 강행은 피하지 않으면 안 된다.

무리하게 마음장상을 행하려고 하다가 오히려 양물을 방치한 결과 결핵이나 노이로제에 걸린 사람조차 있다.

하차의 통과가 올바르게 진행되고, 양화가 지정거리지 않게 되면, 정은 양관에서 성기 쪽으로 흘러나가지 않게 되므로, 양관은 자연히 닫혀지고 양물도 자연히 축소된다.

이것은 자연적으로 이루어지는 방식인 까닭에, 마음장상을 실현하기 위해서는 어디까지나 의식을 음교에 집중시켜, 양화의 도주를 억제하도록 노력하는 것이 원칙이다.

마음장상의 상태라는 것은, 남근(男根)이나 고환 모두가 축소된, 마치 자라가 움츠려 몸 속에 감추는 것과 같은 상태를 말한다. 이런 상태를 만들 수 있으면 정은 절대로 새어나가지 않으며, 기력과 체력이 충실해지고 신체가 가벼워져 동작도 기민해진다.

그것은 마치 발육이 왕성한 어린애 같은 상태이다. 이것을 〈환로반동(還老反童)〉이라고 한다. 환로반동이란 글자 그대로 성기의 상태나 정의 축적이 어린애처럼 된다는 것이다.

말할 필요도 없이 마음장상은 정의 누출을 방지하고, 결성된 단을 크고 강하게 키우기 위한 수단이기 때문에, 본래 정의 충실을 전제로 하고 있다.

정이 쇠퇴한 고령자가 양물이 축소되었다고 해서 그것이 마음장상이 된 것은 아니다. 그런 사람은 연단법으로 먼저 청년 같은 정의 충실을 도모하고, 정이 넘쳐서 잊어버리고 있던 양물의 활동이 재개되는 상태로 되고 나서, 그로부터 양기의 축소 과정으로 뛰어들어야 할 것이다.

이것은 여자의 경우도 마찬가지이다. 여자의 경우는 마음장상이라 할 수 없으나, 월경의 회복을 볼 정도까지 정을 회복하고 나서 "적룡을 자른다"는 것이다.

노인으로 정이 쇠퇴한 사람은 전장에서도 설명했듯이, 우선 하단전에서 연단하여 양화를 발생시킨 후 음교를 지킨다. 이것을 〈고죽환구(敲竹喚龜)〉라 한다.

이에 대해 이미 정이 왕성한 청년은 고죽환구의 필요성이 없기 때문에 그 과정은 빼고, 음교를 지키는 과정부터 시작하면 되는 것이다.

그 다음의 과정이 마음장상이다. 만일 어린애가 연단, 환

3. 환단(還丹)의 연구와 금액환단(金液還丹)  155

단을 수련한다고 하면, 그 경우에는 마음장상은 필요없게 되며, 고령자일수록 순서대로 행하는 것이 귀찮지만, 그것은 일단 잃어버린 정을 발육이 왕성한 어린애처럼 충실하게 하는 것이 목적이기 때문에, 그것이 이루어지면 심신 모두가 어린애 같은 활발한 기운이 넘치는 상태에 되돌아가는 것은 당연하다고 말할 수 있다.

이상으로 자세히 설명하였다고 생각되지만, 아무튼 마음장상과 진통관은 어느 것이 먼저이고 어느 것이 나중인가 하는 관계가 아니라, 서로 원인이 되고 결과가 되어, 또다시 다음 단계로 우리를 나아가게 해 주는 것이다.

### 도(道)는 순간이라도 떠나서는 안 된다—중용(中庸)

지금까지 설명한 과정을 〈옥액환단(玉液還丹)〉이라고 한다. 옥액환단은 연단에 의해서 하단전에 결성시킨 단〔양화〕을 통관, 주천(周天)의 법으로 체내에 순환시키고, 온몸에 흩어진 정을 〈황정(黃庭 ; 배꼽 바로 아래의 竅)〉에 응집시켜 보육하는 기법이다.

그러나 환단법을 써서 유종의 미를 장식하기 위해서는 더 나아가 우주에 편만(遍滿)하는 원기를 흡수하여 단을 육성 강화하지 않으면 안 된다. 이것이 〈금액환단(金液還丹)〉이라는 단계이다.

금액환단에는 특별한 기법이 없다. 다만 옥액환단을 반복하고, 육양(育養)에 노력하면, 단이 성숙하여 자연히 우주의 대약(大藥)을 끌어들이게 된다.

  금액환단의 단계에 도달하려면, 반드시 옥액환단을 게을리하지 않고 행하여, 체내에 결성된 단에 그 힘이 붙는 것을 기다리는 도리밖에 없다.

  옥액환단을 반복하여 열심히 행한다는 것은, 하차통관을 가통관에서 진통관까지 끌고 가는 것, 그리고 통관을 게으르지 않게 행하는 것은 물론, 주천법이나 마음장상에도 힘써야 한다는 점은 앞에서 설명한 바와 같다. 그 외에 중요한 것은 〈보임(保任)〉이라는 것이다.

  보임이란 행주좌와(行住坐臥), 일상 생활 중 한시도 떠나지 않고 흩어지지 않게 보존한다는 것이다.

  공자(孔子)의 손자인 자사(子思)가 쓴 「중용(中庸)」이라는 책에 다음과 같은 유명한 말이 있다. "도(道)는 한순간이라도 떠나지 말지어다. 떠나야 하는 것은 도에 있지 아니하다." 그 의미는, 도법(道法)은 잠시라도 떠나서는 안 되며, 만일 잠시라도 떠나면 도의 성취는 이루지 못한다는 뜻이다.

  정좌의 시간만이 아니라, 길을 걷고 있을 때나 일을 할 때, 또는 식사 중이나 잠자고 있을 때 등 언제 어디서나 항상 하단전〔황정〕에 단을 유지시켜 나가지 않으면 안 된다.

  그러기 위해서는 의식을 흐트러뜨리지 않는 일이 필요하다. 의식을 산란시키지 않는 비결은 〈소(少)〉와 〈정(靜)〉을 지키는 일이다.

  마음이 동요하고 의식이 산란하면 기는 흩어져 없어지고, 몸이 피곤하고 힘을 낭비하면 정이 소모된다. 기가 흩어지고

3. 환단(還丹)의 연구와 금액환단(金液還丹) 157

정이 약해지면 단은 꺼져 버린다. 단이 사라지면 다시 처음
부터 시작해야 한다. 그러므로 일상 생활 중에서도 단이 떠
나가지 않게 유지시키는 것, 이것이 제일 중요한 일이다.

### 환단(幻丹)을 형성시키지 말라

연단의 경우 빠져들기 쉬운 것이 마경(魔境)이라는 것은
전장에서 설명한 바 있다. 환단(幻丹)의 경우에도 마경과 비
슷한 위험한 현상이 일어난다. 〈환단〉이 그것이다.
 상상 임신이라는 현상이 있다. 실제로는 수태하지 않았지
만 임신했다고 환상하는 일종의 병인데, 귀찮은 것은 실체가
없는데도 불구하고 임신의 경우와 똑같은 증상이 나타난다
는 점이다. 그래서 당사자는 임신이 틀림없다고 생각해 버린
다. 환단이라는 것도 이와 비슷한 상태로, 진단(眞丹)이 아닌
데도 연단(煉丹)의 현상이 어느 정도 나타난다.
 그 때문에 본인은 단이 결성된 것으로 믿고 기뻐 날뛰지
만, 물론 그것은 실제가 아니어서 모처럼의 노력도 무익으로
끝나 버린다.
 환단은 어떻게 해서 일어나는가? 그것은 마음이 만들어낸
다. 첫째는 욕심이다. 연단, 환단으로 건강을 얻고자 한다든
가 초능력을 얻겠다든가 하는 욕심이다. 물론 불로불사를 얻
겠다는 것도 욕심이다. 그렇다면 환단은 도대체 무슨 목적으
로 하는가 하는 반문이 성립된다. 불로불사-진생-도와 일
체라고 하는 것은, 자연에서 태어난 인간이 자연과 조화하고

자연과 일체가 되어 산다는 것으로, 우주 원리의 구체적인 나타남이다.

인간은 본래 완전한 도의 표현체이기 때문에, 도에 따라 도와 일체가 되면, 건강 장생(長生)은 물론, 초능력이나 불로 불사도 새삼스럽게 바라지 않아도 당연히 실현될 수 있다.

그럼에도 불구하고 그 무엇인가를 바라는 것은 인간 본래의 진생을 원하는 것이 아니라, 자아의 욕망을 달성하는 수단을 얻으려고 하는 불순한 욕심인 것이다. 수원(水源)이 맑지 않으면 하류도 흐려지고, 환단이 생겨나는 결과가 된다.

두번째는 성급한 마음이다. 대도(大道)는 자연이며, 인위적으로 무리하게 효과를 얻으려고 서두른다고 곧 얻어지는 것이 아니다. 성급한 마음은 기대에서 생겨난다. 그리고 징후가 나타나면 환희심(歡喜心)이 생겨난다. 이것은 모두가 환단을 형성하는 원인으로 된다.

세번째는 의심하는 마음이다. 하늘을 의심하는 것은 자기를 의심하는 일이다. 사람에 따라 늦고 빠른 경우는 있지만, 올바른 방법으로 노력하면 반드시 목적은 달성된다. 천리(天理)는 사람 위에 사람을 만들지 않고, 사람 아래 사람을 만들지 않으며, 만물만인에게 평등한 혜택을 준다. 다만 밭을 갈아 씨를 뿌리는 데만 신경을 쓰고, 수확을 문제삼지 않으며, 굽히지 않는 신념으로 일관하는 일이 환단을 방지하고 진단을 얻는 길이다.

환단을 형성하면 병이나 사도에 빠지는 원인이 되므로 거듭 주의가 필요하다.

## 현관개규(玄關開竅) - 금액환단의 현상

현관은 옥내와 옥외의 접점(接點)이다. 손님은 모두 현관을 거쳐 들어온다. 인체에도 현관이 있다. 여기가 체내와 체외[우주]의 접점으로, 여기가 열리면 우주의 진양(眞陽)이 흘러들어온다.

우주의 진양이란 무진장한 원기, 무한한 에너지로, 아무리 빼내도 바닥이 나지 않고, 무한정 써 버려도 없어지지 않는다. 그러므로 우리는 현관을 열기만 하면, 거기서 무한한 힘과 무진장한 부(富), 그리고 영원한 생명을 얻어낼 수가 있는 것이다.

그런데 주택의 경우와는 달리, 인체의 현관은 어디에 해당되는지 혼자서는 잘 모른다. 위치도 모르는데 열려질 리가 없는 것이다.

황정(黃庭)이 현관이라는 사람이 있다. 허저(海底)가 현관이라는 사람도 있다. 그러나 해저[음교]나 황정은 통관으로 이미 열려 있는바, 아직 현관이 열려 있지 않다는 것은 해저나 황정은 진짜 현관이 아니라는 뜻이다.

현관은 이름 그대로 현묘(玄妙)하고 불가사의한 존재이다. 아무도 여기가 현관이라고 말할 수 있는 사람은 없다. 그러나 정좌의 연구도 깊어지고, 안팎 할 것 없이 모든 게 혼돈으로서 가라앉았을 때, 돌연 어둠 속에서 "꽉"하고 전등이 켜지듯이 현관이 나타난다.

그것은 무엇이라고 형용할 수 없는 정황으로, 대개 황정이나 또는 중황이라고 생각되는 부근에 원광(圓光)이 나타난다. 빛이라기보다는 맑은 진공(眞空)과 같은 상태로, 그 속에서 일체의 것을 보는 듯한 느낌도 들지만, 아무것도 없는 것 같기도 하며, 단지 황홀이라고밖에 할 수 없다.

노자(老子)가 "도란 어슴푸레하고 희미한 속에 형체 있고, 가물가물하고, 뚜렷하지 않은 곳에 물건이 있는 것 같다. 어둡고 깊숙한 곳에 에너지〔힘〕가 숨어 있으니, 그것이야말로 생명력이며, 그 속에 참된 마음이 있는 것 같다"고 말한 것은 아마도 이것이 아닌가 하는 생각이 든다.

현관이 발현되면, 체내의 기기(氣機)는 왕성하게 되고, 하차가 혼자서 독맥을 상승해 간다. 그것이 이환에 도달하며, 향기 있는 한 개의 고리로 된 금양(金陽)이 허공에서 체내로 들어와 몸 안에서 하강하는 것을 자각할 수가 있다.

금양은 허리와 다리 부위까지 도달했다가 다시 올라가는데, 그 상태는 몸의 내부뿐만이 아니라 외부까지 미쳐 머리에서 허공으로 상승하고, 얼마 후 또다시 하강하여 몸 안으로 들어와 온몸에 침투하면서 흘러내리는데, 이것을 몇번이고 반복하는 것이다.

이것이 금액환단의 상황으로, 양화는 개체와 우주 사이를 순환하면서 우주의 진양(眞陽)을 흡수한다. 이것을 대주천(大周天)이라 한다. 금액환단의 단계에 도달하면 신체에서 강력한 방사능이 방사되어, 이것이 빛으로 보이는 수도 있으며, 맹수도 무서워서 접근하지 못하게 된다.

그리하여 하차는 밤낮 금단(金丹)을 운반하며, 멎는 일도 없고, 성태(聖胎)는 성숙하여 출산을 기다릴 뿐이다.

## 백은 선사(白隱禪師)와 연수(軟酥)의 법

"준하(駿河)라는 나라에 지나친 것이 두 개 있는데, 그 하나가 부사(富士), 또 하나는 백은"이라고까지 불려질 만큼 더없이 뛰어난 위인 백은 선사는 5대 장군 강길(綱吉) 시대에 준하에서 태어났다. 그는 14세 때 출가하여 불도를 깨우쳤지만, 22세 때 큰 의문에 부딪혀 수행승이 되어 전국 각지로 수행의 길을 떠났다.

이때부터 그의 목숨을 건 수행이 시작되는데, 지나치게 무리하여 난치의 병에 걸려 더 이상 재기불능의 상태에 빠진 것이다. 그 상태를 그는 뒷날 「야선한화(夜船閑話)」에서 다음과 같이 말하고 있다.

"심화(心火)가 불끈 솟아, 정이 고갈되고, 두발은 얼음 속에 묻힌 것처럼 차고, 두 귀는 윙윙하며, 마음이 늘 움찔움찔 놀라곤 하여 불안과 공포심 때문에 밤에 잠도 못 자고, 악몽에 시달려 심신 모두 쇠약의 극에 달하였다."

명의(名醫), 명사(明師)라고 알려진 사람에게 모두 진찰을 받아보았으나, 백약이 조금도 효력 없이 진정 절망 상태였다.

그 당시 산성(山城)이라는 나라의 백하(白河)라는 산중에 백유(白幽)라고 하는 선인이 있다는 소문을 듣고 급히 달려가, 나뭇군이 다니는 길조차도 없는 험한 심산의 동굴로 백유를 찾아가서 병세를 말하고 도움을 구했다.

그때 배운 것이 연단(煉丹) 및 환단(還丹)의 법이었다. 연단법에 대해서는 전장에서 설명했으며, 보다 심오한 환단법이 백유의 입을 통하여 「야선한화」 및 「원라천부(遠羅天釜)」의 두 저서에 실려 있다. 그것을 요약하면 다음과 같은 것이다.

"생을 기르는 요령은 우선 형(形)을 단련시키는 것이다. 형을 단련시키려면 신(神)을 단전에 응집시키는 데 있다. 신이 응집되면 기가 집중된다. 기가 모이면 단이 결성된다. 땅에 옥전(玉田)이 있어 옥전이 주옥(珠玉)을 산출하는 곳처럼, 사람에게는 단전(丹田)이 있어 단전이 진단(眞丹)을 정련(精鍊)하는 곳이다. 진단이란 대도(大道)로서, 대도 이외의 진단은 없다. 이것을 끌어당겨 단전에 넣어, 긴 세월 동안 지키고, 기르고 있으면, 몸의 안과 밖의 구별도 없어지고, 모든 것이 하나가 된다. 바람을 타고, 안개에 걸터앉아, 땅 속에 숨고, 물 위를 걷는다는 것은 사소한 작은 술법에 지나지 않으며, 대양(大洋)을 대약(大藥)으로 하고, 암석을 금단으로 변하게 하여, 단전에 환류(還流)하는 일이 금액환단이라는 것이다."

그러나 진정한 금액환단법은 초심자에게는 무리이므로, 그 간단한 방법으로서 연수(軟酥)의 법을 권하고 있다. 연수의 법이란 계란 크기의 연수라고 하는 영약(靈藥)이 허공에서 머리 위에 하강했다고 상상하고, 그것이 머리에서 체내에

3. 환단(還丹)의 연구와 금액환단(金液還丹)  163

침투하여 얼굴, 두 유방, 가슴, 배를 적시면서 하강하여 요각부(腰脚部)에 괴어서는, 향내를 뿜는 묘약의 탕 속에 배꼽 이하 아래가 잠겨 있는 것 같은 느낌을 갖는 내관법(內觀法)이다.

이것은 상상력을 이용하여 금액환단에 가까운 효과를 올리려고 하는 방법인데, 앞에서 설명한 옥액환단 및 금액환단의 요령이나 상황을 이해하고 행하면, 상상력을 높이는 효과를 한층 더 많이 할 수 있다.

### 백정구주(白井鳩州)의 혁기술(赫氣術)

금액환단을 할 수 있게 되면 신체에서 강한 방사능이 나오는데, 그것은 3미터까지 뻗쳐 맹수도 접근 못한다. 또한 그것이 빛으로 되어 상대의 눈을 쏘기 때문에, 마주 서려고 해도 눈이 부셔 그 자리에서 움츠려 버린다.

백정구주의 혁기술이라는 것은 이 방사능을 한 자루의 칼에 모아 칼 끝에서 강렬한 빛을 방사하게 하는 검법으로, 상대는 그 빛에 눈이 부셔 한번도 칼을 써보지도 못하고 항복하고 말았다고 전해지고 있다.

백정구주는 사전종유(寺田宗有)의 제자이고, 사전은 백은의 뛰어난 제자로서, 동령 선사(東嶺禪師)에게서 수행을 한 사람으로, 당연히 백은의 환단법을 터득하고 있었을 것으로 여겨진다.

백정은 스승인 사전이나 동령으로부터 직접 가르침을 받

고, 다시 백은의 저서를 읽어서, 연단 및 환단의 법을 수행한 결과, 드디어는 환단의 법을 체득하고, 이것을 검도에 응용한 것이다.

「철주수감록(鐵州隨感錄)」에서 숭해주(勝海舟)라는 사람이 백정과 마주쳤던 경험을 다음과 같이 말하고 있다.

"그가 흰 검을 번득이며 무도장에 서자마자, 늠름하기도 하고 불가사의하기도 하여, 누구도 감히 범할 수 없는 신기(神氣)가 칼 끝으로부터 내뿜어져나와, 나로서는 도저히 정면으로 맞설 수 없었다."

이 '범할 수 없는 신기'가 상대방에게 빛으로 느껴졌을 것이다. 그는 항상 "그의 목검(木劍)에서는 윤(輪)이 나온다"고 하였다. 그는 〈환단진공충실(還丹眞空充實)〉의 공(功)에 의하여 〈혁기(赫氣)〉를 발생시킨다고 했으며, 그것을 〈야화(野火)〉라고 해석하고 있는데, 환단에 의하여 허공의 진기(眞氣)가 체내에 충실해지면, 그것이 칼 끝까지 뻗쳐서 칼 끝에서 방사되는 것을 말한 것이다.

눈에 보이지 않는 것의 실체를 부정하고, 그것을 객관성이 없는 관념상의 가공적·미신적 존재로 생각하는 사람이 많다. 그러나 백은 선사나 백정구주의 저서와 실록이 증명하는 것처럼, 연단이나 환단을 수득(修得)한 사람은 현실적으로 우주의 신비스러운 힘을 자신의 육체에 구체화하고, 그것을 실생활에 응용함으로써, 풍부하고 참된 가치 있는 인생을 만들 수가 있는 것이다.

우주만물은 도에서 발현된 신·기·정의 응집에 의하여 생성 육성되고 있다. 인간도 자연의 생물인 이상 선천적인 신·기·정을 내장하여 그 활동에 의하여 살아가고 있는데, 천박한 지식이나 물질만을 의지하여 체내의 신·기·정을 대우주의 근원으로부터 차단해 버리기 때문에 약하고 불완전한 존재가 되어 있는 것이다.

환단법은 이 단절을 제거하여 자기의 신·기·정을 선천의 신·기·정과 직결시킴으로써 우주력을 끌어들이고, 생기 있는 생명력을 획득하기 위한 유일의 수단이므로, 그것에 의하여 비로소 본래의 진생을 실현할 수가 있는 것이다.

# 제 4 장 환　허(還虛)

## 1. 출신(出神)의 단계

**출신이란 무엇인가**

　연단은 하단전에 〈단〉을 결성시키는 법이고, 환단은 그 〈단〉을 보육하는 단계이다. 이것을 육체 형성의 경우에 예를 들어 보면, 연단은 수태한 단세포를 태아로 양육하는 과정과 비슷하다.
　그래서 축기백일(築基百日), 양태(養胎) 10개월이라고도 하는데, 축기라는 것은 연단에서 하단전에 양화를 발생시키려면 100일간의 수련을 요한다는 의미이다. 또 양태라는 것은 연단으로 발생시킨 양화를 지루(止漏), 개규(開竅), 통관(通關) 등의 조작에 의하여 〈성태(聖胎)〉로 고정시켜 다시 그것을 육성하는 과정, 즉 환단 기간을 말한다.
　양태의 기간을 10개월로 한 것은 육체의 태내 생활에 부

합시킨 것인데, 이것은 태아와는 달리 10개월로 딱 정할 수
는 없는 것이다. 체질과 소질에 따라 다르기도 하고, 또 수
련의 적부(適否)나 부지런함과 게으름에 의해서도 크게 다
르기 때문이다.

　소질이 우수한 위에 좋은 지도자를 만나 태만하지 않으며
부지런히 노력한다는 좋은 조건이 갖추어지면, 10개월을 기
다리지 않아도 성숙시킬 수가 있다. 또 사람에 따라서는 10
년이고 20년이 걸리는 경우도 당연히 있을 것이다.

　그러나 어머니의 태내에서 양육된 태아가 10개월 후 출산
시기를 맞이하여 영아로서 모체 밖으로 출생하는 것과 같이,
하단전에서 육성된 단〔聖胎〕도 조건이 구비되면 몸 밖으로
나온다. 이것을 〈출신(出神)〉이라고 한다.

　〈출신〉의 경우에 문제가 되는 것은, 나오는 것은 도대체
무엇인가 라는 것과 나오는 시기는 언제인가 라는 것이다.
나오는 것은 무엇인가 라는 것은 뒤에 자세히 설명하기로
하고, 여기서는 체내에서 육성시킨 단〔聖胎〕이라고 해 두겠
다. 그러면 출신의 시기라는 것이 문제인데, 이것은 매우 귀
찮은 문제로, 시기를 그르치면 근원도 새끼도 잃어버리고
만다.

　태아 출생의 경우에도 조산(早産)은 모자(母子) 모두에게
위험을 가져오는 경우가 있다. 출산을 서둘러 무리를 하면
미숙한 조생아를 낳거나 태아를 죽이는 외에 모체에 상처를
주고, 병을 유발시키기도 하며, 극단적인 경우에는 죽는 일
도 있는 것이다. 출신(出神)도 서둘러 시기를 그르치면, 이와

비슷한 현상을 가져온다. 도법자연(道法自然)이라는 원칙은 이 경우에도 적용시키지 않으면 안 된다.

### 닭이 알을 품듯이 — 지화(止火)

금액환단을 할 수 있게 되면 〈단〉을 하단전에서 중단전으로 옮긴다. 이것을 〈지화(止火)〉라 한다.
이것을 밥짓는 경우에 비유해 보면, 우선 솥에 불을 지핀다. 이것이 연단〔起火〕이다. 다음에는 불을 왕성하게 하여 물을 끓이며 쌀을 익힌다. 이것이 환단〔育陽〕의 과정이다. 그리고 최후로 불을 멈추고 〈뜸이 드는 것〔熱成〕〉을 기다린다. 이것이 출신의 단계이다.
불을 멈추고 뜸을 들이는 것은 중단전〔中黃〕에서 한다. 중단전에 의식의 빛을 비추고, 행주좌와(行住坐臥), 빛이 빗나가지 않도록 한다. 이것은 일상 생활 중에서 감정을 흥분시키거나, 다른 것에 마음을 빼앗기거나, 감각이나 언어를 밖으로 흐트러뜨리지 않도록 긴장을 피하고 안정을 유지한다는 것으로, 일부러 항상 의식을 과도하게 중단전에 계속 집중시킬 일은 아니다. 그렇게 되면 집착되어 오히려 정신을 긴장시키는 결과가 되고, 자유로운 행동도 취할 수 없다.
가장 적절하게 한마디로 말하면, 새가 알을 품고 있듯이 하는 것이다. 새는 체온으로 알을 따뜻하게 하는데, 난기(暖氣)만으로는 껍데기를 따뜻하게 할 뿐 내부에는 침투되지 않는다.

새는 따뜻한 마음으로 체온을 알 내부로 도입시킨다. 그리하여 늘 부드럽고 깊은 감각으로 알 속에서 자라나는 새끼의 동정을 주의 깊게 지켜보고 있는 것이다. 거기에는 감각의 흩어짐이나 욕망의 망동은 전혀 없다. 이와 같은 요령으로 〈단〉을 중단전에 품고, 이것을 데우는 데 전심(專心)하는 것이다.

이 기간 중에는 식사에도 신경을 써서, 폭음포식이나 자극이 강한 것, 역한 냄새가 나는 것 등은 되도록 피한다. 이 기간 중 〈벽곡(辟穀)〉을 실천하라고 가르치는 사람이 있으나 그럴 필요까지는 없다. 단지 임산부의 기호가 바뀌듯이, 자연적으로 역한 음식이 싫어지게 될 때 그것에 따르면 되는 것이다.

〈벽곡〉이라는 것은 곡류나 육류를 끊고 과일이나 녹즙만을 먹는 일종의 단식법이다. 물 이외의 일체 음식을 금하는 단식법에 비하여 실행하기가 쉽고, 또 위험성도 적다. 게다가 산성화된 혈액을 맑게 하고, 위장의 과중 부담을 경감하고, 위장병과 비만증, 또는 고혈압, 당뇨병 등을 고쳐 건강을 회복, 증진시키는 효과가 있기 때문에, 우수한 양생법으로 옛날부터 중요시되고 있다. 그러나 그것은 환단이나 출신의 절대적 조건은 아니다.

더욱이 〈벽곡〉은 양기(陽氣)가 충만하는 높은 산과 같은 환경에서 하지 않으면 진단(眞丹) 육성의 경우에 효과가 없기 때문에, 도시에 사는 사람은 무리하게 〈벽곡〉을 할 필요가 없다. 다만 폭음포식은 삼가하지 않으면 안 된다. 이 기간 중에는 태식(胎息)을 행하도록 되어 있다.

### 태식(胎息)에 관하여

〈태식〉이라는 것은 태아가 모체 내에 있을 때에 하고 있던 호흡법이다. 태아는 모체 내에서는 양수(羊水) 중에서 생활하고 있기 때문에 입이나 코로 호흡할 수 없고, 탯줄을 통하여 도입된 기를 기맥을 경유하여 체내에 순환시키고 있다.
　이것은 일반적으로 말하는 호흡법이 아니지만, 기에 의하여 생명을 유지시켜 나간다는 점에서 〈내호흡(內呼吸)〉이라고 한다. 또 출생 이전에 하고 있던 것이라 하여 〈선천호흡(先天呼吸)〉이라고도 한다.
　그리하여 태아가 출산에 의하여 모체로부터 떨어짐과 동시에 코나 입에 의한 호흡이 시작된다. 이것을 〈외호흡(外呼吸)〉 또는 〈후천호흡(後天呼吸)〉이라 한다. 태식은 일체의 외호흡을 멈추고 태아가 하던 선천호흡을 되찾기 위해 하는 일종의 호흡법이다.
　왜 태식이 중요시되느냐 하는 것은 대개 다음과 같은 이유에서이다. 인간은 원래 〈도〉에서 발현된 신·기·정이 구체화된 것인데, 현재 우리가 가지고 있는 육체는 대단히 많은 종류의 조잡스러운 기와 불순한 정에 의하여 만들어져 있다. 불사진생(不死眞生)을 달성하기 위해서는 이 불순한 기〔정〕를 정련하여 순수한 것으로 하고, 우주의 순수한 기로써 그것을 키워나가야 할 것이다〔그것이 聖胎이다〕.

그런데 우리가 현재 하고 있는 후천적인 호흡으로는 불순한 기를 흡입할 뿐으로, 애써 양성시키려고 하는 성태의 양육에는 부적당하기 때문에, 외호흡을 정지하여 체내의 진기(眞氣)로 키워나갈 필요가 있다는 것이다.

태식을 달성한 사람은 외호흡을 필요로 하지 않기 때문에, 공기를 차단하여도 살아 있을 수 있는 것이다. 그 실례는 얼마든지 있다.

중국 책에는 사람이 들어간 밀폐시킨 상자를 물 속에 가라앉힌 다음 수일 경과 후 꺼내 보았더니 경상시와 다름없었다고 하는 이야기도 있고, 또 인도에서는 땅 속에 사람이 들어가 있는 두꺼운 콘크리트집을 만들어 그 위에 흙을 산더미처럼 쌓아올린 다음 1주일 후 다시 파 보았더니, 일종의 가사 상태에 있었으나 곧 소생하였다는 실험 기록이 있다.

일본에서도 삼하(三河)의 삼곡(三谷) 해안에서 어부가 쳐 놓은 저인망에 한 사람의 중이 끌려 올라온 일이 있었다. 아마도 그 전에 난파된 배에서 해저로 가라앉은 사람일 것이라고 말하고 있는 동안, 갑자기 중이 일어서서 인사를 하고는 아무 일도 없었다는 듯이 사라져 버렸다는 실화가 있다. 그 중은 백은이 아끼는 제자 수옹화상(遂翁和尙)이었다는 것이다.

이들 이야기는 모두 태식이 있을 수 있다는 것을 말해 주고 있다. 그렇다면 태식은 〈출신〉에 절대 필요한 조건인가, 또 태식은 어떤 방법으로 가능하게 되는가 하는 점에 대하여 다음에 설명하겠다.

## 태식(胎息)은 진식(眞息)의 극치이다

 태식의 훈련에 대하여,「포박자」는 다음과 같은 방법을 가르치고 있다.
 우선 코로 숨을 깊이 들이쉰다. 들이쉬었으면 숨을 멈추고 마음 속으로 120까지 센다. 이것은 대단한 일로서, 물론 처음에는 120까지 세는 일이 불가능하므로, 가능한 데까지 세어나가 점점 시간을 길게 해 나간다.
 다음에는 입으로 살며시 내쉬어 버리는데, 그때 들숨보다 날숨을 적게 한다. 그리고 들숨 때나 날숨 때나 자기의 귀에 소리가 들리지 않도록 조용히 (새털을 코와 입 사이에 갖다 대어도 그것이 움직이지 않을 정도로) 호흡을 하지 않으면 안 된다.
 그렇게 하여 점차 수를 늘려 가는 동안, 1천을 셀 때까지 숨을 멈출 수 있게 훈련한다. 이처럼 1천을 세는 동안 숨을 멈출 수 있게 되면, 노인이라도 매일매일 젊어져 간다.
 또 손진인(孫眞人 ; 千金要方)도, "폐기(閉氣), 일명 태식. 드러누워 눈을 감고, 숨을 멈추고, 숨을 멈춘 상태로 120을 세고 입으로 토한다. 매일 수를 늘려 300이 되면 귀는 아무 것도 안 들리고, 눈은 안 보이며, 마음은 아무것도 생각하지 않게 된다"라고 말하고 있다.
 옛 사람들은 아마도 심산의 동굴에서 동물의 동면(冬眠)처럼 이 고행을 수련했을 것이다. 그러나 우리들 생활에서는 이와 같은 훈련은 실행 불가능하며, 생리적으로도 결코 올바른 방법이라고 할 수는 없다.
　태식은 진식의 연장이다. 진식은 때때로 지적했듯이 인간 본래의 자연 호흡이다. 우리가 일상 생활에서 하고 있는 〈범식(凡息)〉을 의식적으로 조정하는 것이 조식이며, 무화의 조식에서 문화로 나아가, 문화를 계속하고 있는 동안에 의식의 산란은 없어지고 사명(査冥)의 경지로 몰입해 들어간다.
　숨과 마음은 상호 관계에 있기 때문에, 숨의 조절은 동시에 마음의 컨트롤로 되며, 숨이 가늘어지면 마음도 가라앉는다. 그것은 마치 바다의 파도는 일고 있으나 깊은 곳에 들어가면 조용해지는 것과 같은 것이다.
　마음이 심연(深淵)에 들어간 것처럼 가라앉으면, 숨도 의식을 떠나 점점 미약해져 가느다랗게 되어 진식의 상태가 나타나게 된다. 진식이 진행되면 있는지 없는지 알 수 없을 정도의 가늘고 짧게 코로 호흡하게 되며, 그것도 언젠가 모르게 꺼져 간다. 이것이 태식이다.
　무리한 폐식(閉息)과는 달리 자연적으로 나타나, 인위적 폐식과 같은 고통도 없고 해로움도 따르지 않는다. 고통스러우면 자연스럽게 진식으로 되돌아온다. 그리고 다시 태식의 경지에 들어간다.
　태식은 만드는 것이 아니며, 조식에 의하여 진식으로 이끌어 가고, 진식에서 태식으로 자연히 옮겨지는 것이므로, 태식이 나타났을 때 신(神)과 기(氣)는 하나가 되어 출신(出神)의 시기가 무르익어 가는 것이다.

## 양신(陽神)과 음신(陰神)

 만물은 우주의 근원〔宇宙原理〕인 〈도〉에서 발생한 신·기·정이 구체화된 것이다. 이 만물 생성의 원리를 노자(老子)는 "도가 1을 낳고, 1이 2를 낳고, 2가 3을 낳고, 3이 만물을 낳노라"고 했다. 이 〈3〉이라는 것이 신·기·정이다.
 신은 우주심(宇宙心), 기는 질료(質料), 정은 에너지라고 해석되고 있으며, 신이 기를 재료로 하고 정의 힘을 사용하여 만물을 만든다고 설명되고 있는데, 우주에는 신과 기, 그리고 정이 별개로 존재하고, 때때로 그 세 가지가 합의(合議)하여 물건을 만드는 것이 아니라, 원래부터 이 셋은 하나인 것이다.
 물리학(物理學)에서 물질의 단위로 하고 있는 소립자(素粒子)에서도, 모든 것이 움직이고 있는 것처럼, 기도 정지하여 에너지가 오는 것을 기다리는 것이 아니라, 기는 항상 에너지〔精〕를 가지고 있는 것이다. 정도 또한 단독으로 에너지로서 존재하는 것이 아니라, 에너지는 기의 활동이다. 이처럼 기와 정은 일체가 되어 있지만, 동시에 신과도 일체가 되어 있는 것이다. 우주심이라 해도, 그런 것이 어디에 있다는 것이 아니라, 기나 정을 통하여 비로소 나타나는 것이다.
 중국 고래(古來)의 사상으로 말하면, 우주는 음과 양으로 이루어지고 있는데, 처음에는 기가 혼돈으로서 섞여져 있었고, 오랜 동안에 점차 분리되어, 무겁고 조잡한 기는 하강하여 대지를 만들고, 가볍고 정묘(精妙)한 기는 상승하여 하늘을 형성하고, 이 음양의 교합에 의하여 만물이 태어났다고 하고 있다. 이것은 신·기·정에 여러 가지 종류가 있다는 것을 의미한다. 크게 나누면 음의 신·기·정과 양의 신·기·정이 있다는 것이 된다.

인간은 음양 두 가지의 성질을 가지고 있다. 음양 두 가지를 가지고 있다는 것은 음의 신·기·정과 양의 신·기·정을 내재하고 있다는 말이다.

그런데 신·기·정은 3위1체이지만, 그중에서 리더십을 취하는 것이 신이다. 그러므로 양신(陽神)은 양의 기와 양의 정을 응집시키고, 음신(陰神)은 음의 기와 음의 정을 결집시킨다.

인간의 육체는 주로 음의 기〔정〕로 만들어져 있다. 음이 모두 불순하다고 말할 수 없으나, 음의 기는 무겁고 조잡한 기이기 때문에, 정묘한 몸을 만들기 위해서는 체내의 음을 제거하고 양의 요소를 많게 하지 않으면 안 된다.

연단으로 양화(陽火)를 발생시키고 환단으로 이것을 육성하는 것도, 몸을 구성하는 요소를 음에서 양으로 전환하여, 조잡하고 연약한 물질을 정묘한 불변의 몸으로 전환시키려 하는 것이 목적이다.

하단전에 결성하는 〈단〉은 양기(陽氣)의 싹이며, 중단전에서 길러지는 성태(聖胎)는 양신(陽神)을 리드하는 순양(純陽)의 신·기·정의 응집이다. 그리하여 출신(出神)은 순수하고 조잡하지 않은 새로운 생명체의 탄생으로, 양신이 음신을 정복하여 인간을 본래의 진생으로 갱생시키는 첫걸음이다.

## 출신(出神)의 시기 － 삼화취정(三花聚頂)

성태(聖胎)를 중단전에 품고, 새가 알을 부화시킬 때처럼 마음을 가라앉히고 숨을 죽이고 모든 활동을 감소시켜 내부를 반조(返照)하고 있으면, 홀연히 작은 눈송이〔細雪〕가 흩날려 공중에 휘날리며 춤추는 듯한 광경이 눈앞에 나타난다. 그와 동시에 흰 빛이 머리 끝에 번쩍인다. 이것은 신·기·정이 상단전에 집중되었기 때문으로, 이것을 〈삼화취정〉이라고 한다. 삼화취정은 양신이 출신할 수 있는 상태가 되었음을 의미하므로, 이와 같은 현상이 나타나면, 의식적으로 자기가 이환〔머리 끝〕에서 공중으로 올라가는 것처럼 상상한다.

새가 부화될 때, 껍데기를 벗는 시기를 알리기 위해, 새끼가 내부에서 껍데기를 두드림과 동시에 어미새가 밖에서 껍데기를 깨뜨린다. 이것을 〈쵀탁동시(啐啄同時)〉라고 하는데, 출신의 경우에도 내부에서의 준비가 갖추어진 것을 알려오면 곧바로 출신한다.

이 경우 양신은 자기〔眞我〕이기 때문에, 무엇인가의 모양을 상상하고, 그것을 공중으로 방출한다는 태도가 아니라, 자기가 상승하는 느낌을 가지는 것이 중요하다. 그러기 위해 머리 끝에 나타나는 태양과 닮은 빛에 의식을 집중시켜 빛과 더불어 공중으로 상승하는 것처럼 하면 잘 되어 가는 것이다. 그러나 준비는 갖추어졌어도 처음부터 좀처럼 멋지게 출신할 수 없는 것이 보통이므로, 부드럽게 출신하지 못할 것 같으면, 결코 무리하지 말고, 양광(陽光)을 재차 중단전으로 되돌려 전번과 같이 중단전을 반조하여 다음 기회를 기다린다.

처음에는 일종의 공포감이 생기기도 하고, 흥분하여 냉정을 잃는 수가 많으나, 두려워하는 것도 기뻐하는 것도 금물이다.

신·기·정이 완전히 일치했을 때 삼화취정이 되고 양신출체(陽神出體)가 된다. 만일 신과 기가 분리되어 있으면 신출의 조건이 결여되기 때문에, 이런 경우에 무리하게 의식적으로 나가려고 하면 음신이 생겨 음의 기를 불러들여, 애써 길러낸 양의 기를 감소시키는 결과가 되므로 주의하지 않으면 안 된다. 양기가 중, 하단전에서 활동하고 있는 것은 상단전에 모여 있지 않은 증거이므로 출신은 보류한다.

출신이 되면 육체의 의식은 없어지고, 신체가 허공에 떠 있는 감이 들며, 태양광선 같은 흰 광륜(光輪)에 싸여 있는 것을 느낀다. 이 상태는 건전한 상태인데, 처음에는 오래 나가 있지 못하며, 곧 체내로 돌아오지 않으면 안 된다. 왜냐하면 양신은 아직 충분히 발육하지 않았고, 갓태어난 정도의 영아처럼 어리고 약하기 때문이다. 체내에 돌아올 때는 나갈 때와는 반대로, 빛과 더불어 의식을 하강시키면 쉽게 되돌릴 수가 있다.

## 2. 연신환허(煉神還虛)

### 정신과 육체의 합일 - 법신(法身)

 양신이 나가면, 육체 감각이 없어지고, 신체가 붕붕 하늘에 떠 있는 듯한 기분이 들며, 일체의 속박에서 갑자기 해방되어 몸도 마음도 자유자재의 세계에 살고 있는 것 같은 기분이 된다. 이것을 〈법신(法身)〉이라고 한다. 〈법신〉은 〈몸 이외의 몸〉이라고도 하지만, 객관적으로 육체 밖에 또 하나의 신체가 생기는 것은 아니다.
 자주 언급한 것처럼 인간은 신·기·정이 인간으로서 구체화될 때 신은 정신면에 나타나며, 기〔정〕는 육체면에 나타난다.
 신과 기〔정〕는 원래 하나의 것이지만, 인간은 정신과 육체를 별개의 것으로서 취급하고, 신과 기〔정〕를 분리하여 체내 깊이 묻어 두고, 단지 후천적으로 얻은 지식이나 외물(外物)에만 의지하여 살아간다.

그 결과 정신과 육체가 따로따로 나뉘어 행동하고, 자아를 진짜 나라고 생각하며, 외계와 대립하는 인과(因果)의 법칙에 속박되어 자유를 잃어버린다.

이론적으로 말하면, 정신도 육체도 본래 신·기·정의 표현체이며, 신·기·정은 하나의 것이므로, 당연히 정신과 육체도 하나의 것이라고 할 수 있다.

정신과 육체가 하나가 되면, 정신은 육체를 의식하지 않고, 육체도 정신과 같은 파동율(派動率)을 가지게 될 것이므로 상대계(相對界)의 법칙에서 초탈(超脫)하여, 불을 밟아도 데지 않고, 물에 빠져도 죽지 않고, 해와 달을 향해도 그림자를 만들지 않으며, 나타나면 육체가 되고 숨어 버리면 정신으로 되어, 영원히 괴멸되지 않는 몸이 된다.

이것이 〈법신〉이며, 법신은 인간의 본래 모습이다. 법신에 대해 현실의 육체를 〈색신(色身)〉이라 한다. 색신 또한 본래는 법신이라고 깨우치는 것이 불교에서의 〈색즉시공(色則是空)〉의 가르침이다. 선도(仙道)에서는 단지 관념적으로 깨우치는 것이 아니라, 현실적으로 색신을 법신으로 바꾸려 하는 것이다.

그것이 이 단계로서, 신출에서 연신(煉身), 환허(環虛), 합도(合道)로 진행된다. 천선(天仙)은 합도를 달성한 사람, 지선(地仙)은 환허를 완전히 실현한 사람으로, 이 단계까지 나아가는 것은 우리 같은 사회인에게는 극히 어려운 일이다. 하지만 최종 단계까지는 도달하지 못하더라도, 어느 정도까지는 반드시 나아갈 수 있을 것이다.

출신의 과정은 법신의 탄생이며, 처음에는 극히 작고 약한 것이더라도, 이것을 소중히 보육하여 서서히 강하고 왕성하게 키워 가는 것이 연신이라는 훈련이다. 이 기간을 〈포유(哺乳)〉라 하며, 3년간의 기간을 표준으로 하기 때문에 〈포유 3년〉이라고 한다.

### 연신(煉神)의 과정

양신출체(陽神出體)의 초기는 법신이라 하여도 갓태어난 영아와 같다. 따라서 심한 비바람이나 강렬한 일광에는 도저히 견디어내지 못하는 극히 연약한 상태이기 때문에, 출신은 하여도 곧 회수하며, 신중하게 이것을 반복하면서 점차 강하게 길러 가도록 마음을 쓰지 않으면 안 된다.

그런데 어린애가 외부의 재미있는 광경에 마음을 빼앗겨 집에 돌아오는 것을 잊어버리듯이, 미지의 세계에는 유혹이 많아 해방된 기쁨을 맛보고 있으면 어디선가 묘한 즐거운 소리가 들리거나 장엄하고 화려한 광경이 보이기도 하여, 거기를 떠나지 못해 결국은 귀환이 늦어지기 쉽다.

이것이 마경(魔境)이므로, 비록 무엇이 나타나건 절대로 빠져들어서는 안 된다. 이 과정에서 유혹을 물리치지 못했기 때문에 양신(陽神)이 나타나긴 했어도 돌아오지 않게 되어 버린 실례도 있다.

양신은 본래의 신·기·정이기 때문에, 이것이 떠나게 되면, 체내에는 음의 기만이 충만하여 반드시 병이 들게 되는데,

## 2. 연신환허(煉神還虛)  181

　양신이 되돌아오지 않는 한 어떠한 치료도 효과가 없어 드디어는 육신의 죽음을 초래하게 된다.
　양신의 회수는 앞에서 말한 것처럼, 다른 것에는 일체 관여하지 말고 오직 양광(陽光)에 의식을 집중시켜, 이것을 사수(死守)하면서 의식을 본래 왔던 길로 하강시켜 체내로 거두어들이면 되는 것이다. 이 경우 체내에 되돌아오면 광륜(光輪)은 사라진다.
　처음에는 머리 위에서 50센티미터 정도까지 나갔다가 곧 돌아온다. 3개월 정도 되면, 1일에 1~2회 행하고, 거리는 서서히 늘려 가는데, 야간이나 야외에서는 하지 않도록 한다. 벼락이 있을 때나 비바람이 거셀 때도 피한다.
　이렇게 하여 일승일강(一昇一降)을 끈기 있게 계속하여 회수한 다음, 중단전에 넣어 양육에 힘쓴다. 반 년 정도 지나면서부터는 1일 3~5회 행하고, 서서히 거리도 늘려 가는데, 더욱 주의 깊게 행할 것이며, 결코 무모하게 멀리까지 내놓지 않도록 한다.
　이것을 계속하고 있는 동안에 양신(陽神)은 점점 성숙해져서, 중단전에서 상단전에 걸쳐 거주하게 된다. 이때부터는 회수 때 상단전까지 되돌려 거기서 보관한다.
　여기까지 도달하는 동안에 신체 기능은 완전한 활동을 행하기 때문에 모든 병이 자연히 없어지고, 기력·체력은 충실하며, 몸이 매우 가벼워진다. 마음도 안정되고, 자아 의식이 적어져, 외계와도 조화가 이루어지기 때문에, 환경이 자연히 개선되어 운명도 호전된다.

일반적인 능력 이외에, 이른바 영능력(靈能力)이 개발되어 불가사의한 일도 자연적으로 할 수 있게 된다. 이것은 이기심에서 나온 행동이라든가 또는 위선적인 거짓이 없이, 자연으로 돌아온 인간 본래의 모습이다.

### 초능력 개안(開眼) - 육구신통(六具神通)

일본의 옛 신도(神道)에 〈육근청정(六根淸淨)〉이라는 축문이 있다. 옛날에는 부사산(富士山)이나 어악산(御嶽山) 등에 오를 때 〈육근청정〉이라고 크게 외치면서 올랐다.
"눈으로 여러 가지 부정(不淨)을 보고 마음에 여러 부정을 느끼지 않으며, 귀로 여러 부정을 듣고 마음으로는 여러 부정을 듣지 않으며, 코로 여러 부정을 냄새맡고 마음으로는 여러 부정을 냄새맡지 않으며, 입으로 여러 가지 부정을 말하나 마음으로는 여러 가지 부정을 말하지 않으며, 몸으로 여러 부정을 접하나 마음으로는 여러 부정을 접하지 않으며, 의식으로 여러 부정을 느껴도 마음에 여러 부정을 생각지 않는다. 이때에 맑고 고결한 찬송이 있고, 여러 법은 그림자와 형상이 같으니, 맑고 깨끗하면 결코 더럽혀지지 않는다. 내 몸은 곧 육근청정, 육근청정이기 때문에 오장(五臟)의 신이 편안하며, 오장의 신이 편안하므로 천지의 신과 한 뿌리가 되어, 바라는 바의 소원을 성취 못할 것이 없도다."
이것이 6근청정의 축문이다. 즉 6근이라는 것은 눈·코·입

·귀·몸·의식의 6개 기관(器官)을 말하며, 이 6개의 기관이 망동하지 않으면 심신은 인간 본래의 모습을 유지하여, 우주의 법칙과 일체가 되어 활동하기 때문에 바라는 것은 무엇이든지 성취한다는 것이다.

선도에서는 더욱 구체적으로 6근을 닫아 기〔정〕의 누설을 방지하고, 체내에 양신(陽神)을 육성하는 수행을 하는데, 양신이 몸에서 나가게 되면, 이 6근이 우주력과 연결되어 영적인 작용을 하게 된다.

이것을 〈육구신통(六具神通)〉이라 한다. 6구가 신통하면 소위 초능력이 발현된다. 일반적으로 초능력으로 불려지는 것은 투시(透視), 투청(透聽), 미래예지(未來豫知), 독심(讀心), 분신(分身), 변신(變身), 비행(飛行) 등의 능력이다. 보통 사람에게는 없는 능력이라고는 하지만, 없는 게 아니라 누구에게나 갖추어져 있지만, 심신을 올바르게 움직이지 않기 때문에 잠자고 있는 능력이다. 그것이 신·기·정의 자각에 의하여 눈뜨는 것이다.

사람들 중에는 태어나면서부터 이와 같은 능력의 일부에 능한 사람도 있다. 또 특수 훈련에 의하여 일부의 초능력을 개발할 수도 있다. 원래 누구나 가지고 있는 능력이기 때문에 그것은 당연한 일이다.

그러나 여러 번 말한 대로, 이들 능력은 반드시 진생실현의 수단은 되지 못하며, 악용하면 오히려 몸을 망치는 결과가 되기 때문에, 일부의 능력을 얻으려는 목적으로 훈련에 임하는 것은 올바른 방법이라 할 수 없다.

〈연신(煉神)〉도 물론 초능력 개발이 목적은 아니다. 다만 그 과정에 있어서 인간 본래의 기능을 개안(開眼)하는 데 지나지 않는다. 그러므로 초능력이 개발되었다 하여 도깨비의 목이라도 벤 듯이 날뛰는 짓은 스스로 경계해야 한다. 보통 사람은 할 수 없는데 자기는 할 수 있는 경우 그것을 과시하고 싶어지겠지만 결코 사용해서는 안 된다.

장자(莊子)도 "초능력을 얻는 일은 어려운 일이 아니지만, 그것을 사용하지 않는 것이 지극히 어려운 일이다"라고 말하였다. 석가(釋迦)도 "초능력은 깨달음을 얻지 못한 범부(凡夫)나 귀신, 도깨비, 여우, 너구리도 갖출 수 있는 것이다. 하지만 그것을 악용하면 사람을 현혹시키고, 욕심 때문에 수행을 망각하게 되므로 절대로 사용해서는 안 된다"고 하여 제자들에게 엄히 금지시켰다.

다만 6구신통이 달성되었다고 하는 것은, 연신의 행이 올바르게 행하여져, 부서지거나 깨어지지 않는 법신이 완성되어 가고 있다는 증거이기 때문에, 그런 뜻에서는 기뻐할 일이다.

### 유체(幽體), 영체(靈體)와 법신(法身 ; 精體)

리드 베타는 「신비적 인간상」이라는 저서에서, 인간은 육체 이외에 7개의 몸을 가지고 있다고 하였다. 7개의 몸에 대해서는 이 책의 첫머리에도 설명하였지만, 일반적으로는 4개의 몸이라고 말하고 있다.

## 2. 연신환허(煉神還虛)

그것은 육체(肉體), 유체(幽體), 영체(靈體), 신체(神體)의 4가지이다. 인간은 육체를 가지고 이 세상〔現象界〕에서 살아가고 있는데, 육체가 죽으면 유체(幽體)를 정리하여 유계(幽界) 생활로 들어간다. 이 유계라는 것은 불교에서 말하는 지옥과 비슷한 고난에 찬 세계일 것이다. 그러므로 속히 유계를 통과하여 다음의 영계(靈界)로 들어가는 것이 바람직하다. 그런데 육체의 경우와 달라 물질의 법칙에 따르지 않으므로, 일정한 세월이 흐르면 죽는다는 의미가 아니고, 조건이 갖추어지지 않는 한 언제까지나 유계에 살지 않으면 안 된다.

현상계에 미련이 남은 사람은 유계에 들어가도 자기가 죽었다고 생각하지 않고, 언제까지나 현상계에 집착하고 있기 때문에 좀처럼 다음 단계로 넘어가지 못하는 것이다.

그런데 육체 때에 올바른 훈련을 한 사람은, 이미 영계에 들어갈 자격을 가지고 있기 때문에, 유계에서도 단시간 내에 영계로 들어갈 수 있다고 한다. 현계에서 올바른 수행을 한다는 것은, 단지 현계에 있어서의 생을 충실히 한다는 것이 아니라, 후세의 생을 좌우하는 중요한 의미를 갖는 것이 된다.

이것은 영지학(靈智學)의 학설이지만, 옛 종교나 철학에서도 대동소이한 학설을 내세우고 있다. 이 유체와 영체(靈體)와 연신에 의하여 이루어진 법신〔이것을 聖體 또는 精體라고 함〕과는 어떤 관계가 있는 것일까? 이 문제에 대해서는 지금까지 밝힌 사람이 없기 때문에 어디까지나 나 개인의 생각이지만, 여기에 간단히 설명을 덧붙이기로 한다.

 영지학에서 말하는 것처럼, 인간은 육체 이외에 유(幽), 영(靈), 신(神)의 3체를 가지고 있으나, 그것은 양파처럼 여러 겹으로 싸여서 존재하고 있는 것이 아니다. 유체는 육체가 죽음을 맞이하기 직전에 만들어지는 것으로, 육체 생활 중에는 단지 요소(要素)라는 모양으로 잠재해 있는 것에 지나지 않는다. 그것은 식물의 씨앗 속에 잎이 들어 있을 리도 없고 잎 속에 꽃이 숨어 있지 않은 것과 같은 상태이다.

 선도식으로 말하면 기의 상태이다. 만물은 모두 기의 이합집산에 의하여 만들어지며, 육체나 유체도 또한 영체도 기의 결합체이다. 다만 그 배열이나 결합 상태가 다를 뿐이다.

 유체나 영체는 의식적으로 만들어지는 것이 아니라 죽음을 전기(轉機)로 자연적으로 형성된다. 자연이라는 것을 이미 영계에 사는 일가친척의 영들이 만든다고 하는 사람도 있다.

 그것은 어쨌든 유체나 영체는 육체에 비하여 높은 바이브레이션을 가지고 있는데, 순수한 신·기·정의 결집이 아니고, 낮은 단계에서는 불순한 기가 섞여 있는 상태일 것이라고 상상된다. 그리하여 그것을 유·영·신으로 진행됨에 따라 순수한 것으로 되어 가며, 최후에 도와 융합한다.

 여기에 대해 정체〔법신〕는 육체 그 자체의 바이브레이션을 높여 육체를 유지하면서 영계, 신계를 통과하여 직접 우주의 신·기·정과 연결되어 근원〔도〕과 합체(合體)하는 것이다. 따라서 죽음의 전기(轉機)를 필요로 하지 않고, 자유로이 유계, 영계에도 출입하며, 유계에 들어가면 유체를 정화하고, 영계에 있으면 영체의 기능을 높인다. 정체(精體)에 있어서는 육체도 단지 다른 의복과 같은 것에 지나지 않으며, 유계나 영계도 오로지 경치가 다르다는 것에 불과하다. 항상 허(虛)의 세계에 안주하고, 도와 일체가 되어 영원히 사는 것이다.

### 영혼(靈魂)과 양신(陽神)

이번에는 영혼과 법신의 관계에 대하여 설명한다.

고대 중국의 사상은 육체도 정신도 신·기·정이 구현된 한 개의 것이라는 입장에 근거를 두고 있었기 때문에, 육체와 정신을 1원적 존재로 보는 서양 사상처럼 육체가 죽은 후에는 정신만이 영혼이라는 형식으로 존속된다는, 이른바 영혼불멸설에 당연히 동의할 수가 없었다.

다만 상념(想念)이 파동(派動)이라는 것은 인정하므로, 어떤 사람의 생전에 있어서의 정신 활동이 파동으로서 남는다는 의미로는 일종의 정신불멸이라고 할 수도 있다. 그러나 그것은 그 사람의 전인격적인 것이 아니기 때문에, 어떤 특정인이 영혼이라는 존재물로서 존속하는 것은 아니다.

심령과학(心靈科學)에서 〈영혼〉이라 칭하고 있는 〈엑트프라즘〉이라는 물질은 육체에서 분비되는 일종의 분비물에 불과하고, 그것이 사후 육체를 대신하여 생명체를 구성한다고 생각하는 것도 무리한 추론(推論)이 아닌가 생각된다.

원래 고대 중국에도 영혼과 비슷한 사상은 있었다. 그것은 혼백(魂魄)이라는 것으로, 혼은 고급 정신 활동을 담당하고 양(陽)의 성질을 가지고 있는 반면, 백은 저급한 정신 활동을 하며 음의 성질을 가지고 있다고 하였다.

연신은 체내에 있는 음의 부분을 제거하고 양의 부분을 집결시키는 것을 주안으로 하기 때문에, 혼백의 경우에도 백을 추방하고 순수한 혼을 양성하는 행위로 생각은 되지만, 그것보다 오히려 육체를 대상으로 하여 육체를 끌어올려 정신〔先天的인 神〕과 합치한다는 것을 목적으로 하고 있으며, 단순한 정신 훈련만은 아니라 하겠다.

연신의 목적은 〈환허(還虛)〉에 있으며, 환허란 자연으로 돌아가는 것이다. 즉 후천적으로 분리 매몰된 인간 본래의 신·기·정을 하나로 응집하여, 이것을 활동시키는 것에 의하여 자연을 되돌려 보려고 하는 노력이다.

따라서 육체 사후의 문제가 아니라, 현세에 있어서의 참된 인간의 삶의 방식에 중점을 두고 있으며, 영혼불멸이라는 사후 대책과는 취지를 달리하고 있는 점을 간과해서는 안 된다.

### 3. 연허합도(煉虛合道)

허실(虛室), 백(白)을 낳는다-장자

　양신(陽神)의 출입을 반복하고, 포유(哺乳) 3년에 도달하면, 정체(精體)도 점점 강하게 성장한다. 이것이 연신의 과정이다. 연신은 결국 환허를 목적으로 하는 것으로, 정체의 연성(煉成)에 의하여 그 성과가 있게 된다.
　환허라고 하는 것은 한마디로 요약하면, 자연으로 돌아가는 것이다. 후천적인 불순물로 오염된 성명(性命)을 본래의 신·기·정으로 되돌리는 일이다.
　인간은 도의 발현체이기 때문에, 원래 완전한 것이어야 함에도 현상태는 불완전하고 추한 존재가 되어 있다. 그것은 지식이나 작위에 의하여 본래의 천품(天稟)을 매몰하고, 그 활동을 잠재우고 있기 때문이다.
　그럼에도 현재의 교육이나 문명의 방향은 더욱더 인위적인 작위를 증가시켜서, 그로 인하여 자연으로부터 점점 멀어진다고 하는 역방향으로 진행되고 있다. 그 때문에 문명이 발달할수록 점차 인간은 물질에 의존하지 않으면 살아갈 수 없게끔 약한 존재로 되어지고 있다.

옛 사람은 "한 가지 일을 늘리는 것은 한 가지 일을 더는 것보다 못하다"고 하였는데, 흐린 물이 담긴 독을 맑게 하려고 물을 붓고 있는 어리석음을 범하고 있는 것이 인간의 현상이다.

노자(老子)가 "배움을 행하면 날로 번영하고, 도를 행하면 날로 적어진다. 적어지고 또 적어져, 결국 무위(無爲)에 이른다. 무위로서 위해지지 않는 것이 없다"고 한 것처럼, 독을 맑게 하려면 물을 더 부을 것이 아니라, 들어 있는 더러운 물을 쏟아 버렸을 때, 비로소 독은 깨끗해지며 본래의 기능을 되살리게 되는 것이다. 이것이 〈허(虛)〉이다.

장자(莊子)가 "허실(虛室), 백(白)을 낳는다"고 한 것은 이것을 말하며, 아무것도 없는 텅 빈 방에는 더 많은 햇빛이 스며드는 것과 같이, 후천적으로 쌓여진 잡동사니를 제거해 버림으로써 비로소 행복의 빛이 비쳐지고, 진생이 달성된다는 것을 나타내고 있는 것이다.

인간은 소우주로서, 인간에 내재해 있는 신·기·정은 대우주에 가득 차 있는 신·기·정과 같은 것이다. 소우주의 신·기·정을 대우주의 것과 직결시키기 위해서는 차단하고 있는 벽을 제거시키면 되는 것이다.

양신(陽神)이 성장한다는 것은, 그 벽을 형성하고 있는 음의 요소를 감소시키는 일이다. 그런 뜻에서 연신은 동시에 환허를 촉진시키는 일과 다름없는 것이다.

3년 이상 정체(精體)가 연성(煉成)되면, 대자연이 주거(住居)가 되고 산하(山河)가 베개가 되어 우주력을 구사(驅使)할 수 있게 되므로, 매사가 이루어지지 않을 수 없게 되는 것이다.

### 면벽구년(面壁九年)-도(道)와 합체(合體)

포유 3년, 연신에 의하여 법신이 성숙하고, 환허의 실효(實效)가 뚜렷이 나타나지만, 그것만으로는 아직 최종 목표가 달성되었다고는 말할 수 없다. 더욱 수련을 계속해야 한다. 그것을 〈면벽(面壁)〉이라 한다. 면벽은 환허·합도(合道)의 법이다.

면벽이라 하면 달마 대사(達魔大師)가 연상된다. 달마는 6세기 초엽, 6조(六朝)의 양(梁)나라 시대 인도에서 중국으로 건너가서 〈선(禪)〉을 전파한 사람으로, 9년간 벽을 향하여 좌선을 하고 있었다 하여 면벽 9년이라는 말이 달마 대사의 대명사처럼 유명하게 되었다. 그런데 9년간이나 벽을 노려보고 있었다는 것이 아니라, 〈벽관(壁觀)〉이라는 수행법을 했던 것이다.

벽관이라는 것은, 감각이 외부에 연결되는 것을 막고, 마음이 움직이지 않게 하여, 본래의 성(性)을 들여다보는 것에 의해 도〔根源의 實在〕와 일체가 되는 행법으로, 방법은 다르지만 일종의 환허의 행법이 아닌가 생각된다.

연신에 의해 성체가 연성되면, 더 이상 연신〔陽神의 出入〕은 필요 없으며, 다만 심신을 비우고 일체의 자연의 운행(運行)에 맡겨 둔다. 이때 사람은 우주의 근원을 감지하고, 초월적 실재에 접할 수 있다. 이 단계가 환허인데, 또한 이 단계에는 나〔我〕와 도(道)가 2원적으로 존재하고 있다. 더욱 한 걸음 나아가 〈허〉를 연성한다. 이것이 면벽이며, 그 연구가 깊어지면, 도와 나는 완전히 일체가 된다. 이 과정을 〈연허합도(煉虛合道)〉라 한다.

법신은 우주 크기로 확대되며, 소우주와 대우주는 완전히 융합한다. 자아 의식은 없어지고, 나와 도는 하나로 된다. 이 경지에 도달하면, 일체의 속박을 초월하고, 시간과 공간의 제한도 받지 않아 생사의 구별도 없어진다.

자아 의식이 없어지기 때문에, 의식적 행위는 무엇이든 하지 않고, 모든 것을 자연에 맡기는데, 그렇게 되면 행하는 바는 최고의 행위이며, 성취하지 못하는 것은 하나도 없다. 자연의 법칙에 조금도 거슬리지 않고, 법칙에 따라 행동하기 때문이다. 이것을 〈무위자연(無爲自然)〉이라 한다.

「열자(列子)」에 다음과 같은 이야기가 있다.

"취한 자는 말에서 떨어져도 가벼운 상처는 입을지언정 죽을 만큼 큰 상처는 입지 않는다. 근육이나 골절은 같은데, 피해가 보통 때와는 다른 것은 무슨 이유인가? 그것은 자아 의식이 없고, 본래의 신·기·정이 나타나 있기 때문이다. 말에 탄 것도 모르고, 떨어진 것도 모르며, 죽느냐 사느냐 따위의 의식도 전혀 없기 때문에 사물에 대하여 공포심이 일어나지 않는다. 술로 인해 자아 의식이 마비된 정도로서도 이러한데, 하물며 도와 일체가 되어 자아를 잃어버리면 어떠할지는 상상이 가능할 것이다. 진인(眞人)은 자아를 버리고 도와 일체가 되어 있으므로, 무엇에 든지 부상당하는 일이 없는 것이다."

## 시해(尸解)란 어떤 것인가

선인(仙人)이란 불로불사를 달성한 사람이지만, 불사라고 해도 육체를 지닌 채로 영구히 생존하는 것은 아니다. 지금까지 설명했듯이, 육체는 조잡한 음의 기로 되어 있으며, 물질의 법칙에 의해서 언젠가는 붕괴될 운명에 있기 때문에, 연신으로 불순한 음의 기운을 될 수 있는 한 제거하고, 순수한 양의 기를 늘려서 육신을 개선함과 동시에 무너지지 않는 법신을 길러낸다.

만일 불순한 요소를 전부 없애고, 법신으로 바꾸어 버렸다고 하면, 당연히 육체는 없어진다. 또한 전부 교환하지 않아도, 법신이 혼자서 걸을 수 있게 성숙되면, 육체는 필요 없게 되므로, 적당한 시기에 벗어 버린다. 그것은 마치 모충(毛蟲)이 나비로 변신하거나, 매미가 허물을 벗고 날아가는 것처럼, 그 사람은 새로운 생명체를 가지고 삶을 계속하는 것이다.

잔해를 남기지 않는 경우를 〈백일승천(白日昇天)〉이라 하고, 시체를 남기는 경우를 〈시해(尸解)〉라 하며, 모두 불순한 육신에서 해탈하는 방법이다. 그러나 법신은 진동율이 정묘하기 때문에 육안으로는 보이지 않으므로, 육체가 보이지 않게 되거나 잔해가 남아 있거나 하는 경우에는, 일반 사람들은 그 사람이 죽었다고 생각한다.

시해가 일반적으로 말하는 죽음과 다른 것은, 남겨진 사해(死骸)를 보면 알 수 있다. 남겨진 것이 시체 이외의 것, 예를 들면 의복이나 지팡이 등 늘 그 사람이 애용하고 있던 물건에서 시체가 없어진 경우도 시해라 한다.

또 시체는 있으면서도 마치 살아 있는 것처럼 보이는 경우, 냄새가 없고, 2~3일이 지나도 부패가 시작되지 않는 경우도 시해이다. 드문 예이지만 수일 후에 되살아나는 경우도 그렇다. 자기의 죽을 시기를 월일(月日), 시각까지 예측하는 경우도 대체로 시해로 보아도 좋을 것이다.

이소군(李少君)의 이야기는 앞에서 했지만, 일반에게 이름이 잘 알려진 사람으로는 '여상(呂尙)'이라는 사람이 있다. 주(周)나라의 문왕 및 무왕을 도와 나라의 기초를 다진 병법가(兵法家)로서, 여상이라는 이름보다 대공망(大公望)이라는 이름으로 더 잘 알려져 있다.

은신 중 매일 낚시를 하러 다녔으나, 3년간 한 마리의 물고기도 낚지 못했으므로 주위 사람들이, "이제 서투른 낚시는 그만두시는 것이 어떻겠습니까?"하고 말하는 것을, "너희들이 알 바가 아니지 않느냐"하며 변함없이 낚시를 그만두지 않고 있었다. 그런데 얼마 안 가서 커다란 잉어를 낚아 올렸는데, 그 잉어의 배에서 귀중한 병법에 관한 서적이 나

### 3. 연허합도(煉虛合道)

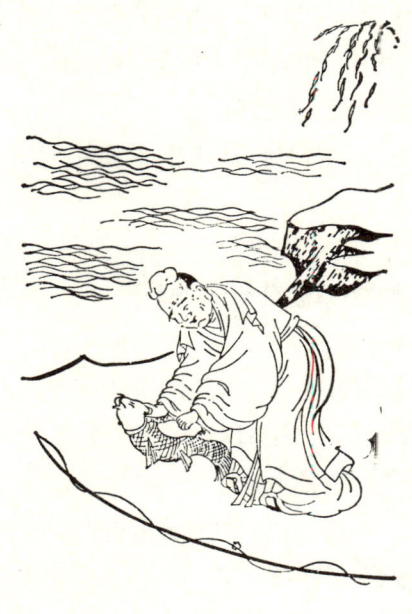

呂 尙

왔다는 이야기가 전해지고 있다.

　이 대공망은 자신이 죽을 시기를 예측하고 있었으며, 입관한 후 매장하려 할 때 관 속에는 책 6권만 있었다고 전해지고 있다.

　백은 선사도 죽음을 예측했던 한 사람으로, 죽기 3일 전에 주치의가 진찰하면서, "아무 이상 없습니다"라고 말하자, "3일 전에 사람의 죽음을 알지 못하는 것을 보니, 귀하도 명의라고는 할 수 없군"하고 크게 웃었다고 한다.

1952년 3월, 로스앤젤레스에서 죽은 P. 요가난다의 유해 안치소의 소장 H. T. 로우씨는 다음과 같이 보고하고 있다.
"그의 시체는 사후 30일이 되어도 조금도 변화가 없었으며, 냄새가 나는 일도 없었다."
이것은 극히 적은 실례에 지나지 않으나, 모두 시해의 예이다.

### 시해(尸解)와 해탈(解脫) - 그 방법

대개의 종교나 철학에서는 해탈이라는 것을 단지 정신적 문제로서만 취급하고 있다. 그러나 정신과 육체를 하나의 생명체로 생각하는 선도(仙道)에서는 정신만의 해탈이라는 것은 있을 수 없다. 다만 정신적인 깨달음이나 신앙만으로는 결국 정신적 구원은 이루어져도, 육체는 칼마의 법칙에서 탈출할 수가 없고, 참된 의미의 해탈이 되지 못한다. 따라서 진생의 실현도 되지 않는다.

선도는 연신(煉神)으로 인간 본래의 순수한 신·기·정을 하나의 것으로 합련(合煉)하여 후천적인 불순한 심신에서 탈각(脫却)하는 것인데, 이것으로 비로소 명실 공히 해탈이 달성되는 것이다.

시해는 바로 순양(純陽)의 성체(聖體)가 탁음(濁陰)의 범체(凡體)에서 벗어나 물리적인 법칙이나 인과(因果)의 속박으로부터 해탈하고 자유 무애(無碍)한 세계로 이주하는 일이다.

## 3. 연허합도(煉虛合道)

　시해의 방법으로서는, 먼저 연신으로 성체를 완성하는 일이 조건으로 된다. 이 조건이 구비되면, 의지에 의하여 언제든지 시해할 수가 있다. 만일 그렇지 않으면 자살과 다름없게 된다.
　성체가 완성되면 의지에 의하여 시해가 가능해지는데, 그런 경우에도 무리해서는 안 된다. 도법(道法) 자연의 원칙에 따라 자연의 시기를 기다려 시해하는 것이 이상적이며, 일신상의 사정에 따라 마음대로 행하는 일은 삼가하지 않으면 안 된다.
　예를 들어 처자를 부양할 책임이 있는 경우나, 하고 있는 일이 결말이 나 있지 않은 경우 등은 자기만의 생각으로 타인에게 피해를 끼치게 되므로, 임의르 시해하고 떠나 버리는 것은 일종의 죄악 행위가 되고, 자연의 이치에 위배되므로 용서되지 못한다.
　이와 반대로, 가족이나 사회에 대하여 사람으로서 어느 정도 책임을 마친 경우에는, 언제까지나 현세에 집착하여 육체 생활을 계속한다 해도 오히려 사회에 폐를 끼치는 것이 되기 때문에 속히 떠나갈 일이다.

### 사지(死地)에 임하여 태연자약

　연신 이후 양신이 성숙했어도, 시해 시기는 자연에 따르지 않으면 안 된다. 그 시기가 언제 오는가 하는 것은 가까와지지 않으면 안 된다. 그 시기가 언제 어디서 그 시기가 도래해도 태연히 시해하여 떠나갈 마음의 준비만은 늘 해 두고 있을 필요가 있다.

왜냐하면 시해에는 양신이 성숙되어 성체가 성숙할 것과 시해할 의지가 필요하기 때문이다. 이 의지를 미리부터 가지고 있으면, 돌연히 어떤 위기에 처해도 결코 당황하거나 두려워하는 일이 없다. 「엽은(葉隱)」이라는 서적에 다음과 같은 토막 이야기가 있다.

어느 날 모 장군의 지도 교수에게 어떤 무사가 찾아와서 검도의 지도를 부탁했다. 이때 교수는 그 사람을 보고, "귀하는 지금까지 어떤 검을 사용해 왔는가?"하고 물었다. 그러자 그 무사는 위축되어, "부끄럽게도 저는 아직 검도를 배운 적이 없습니다"라고 했다.

이에 교수는 계속해서, "아니, 숨기지 말아요. 장군의 지도 교수인 내 눈이 잘못 보는 수가 있겠는가?"하고 세게 몰아붙였으나, 그 무사는 그저 없었다고만 계속 주장하였다.

그러자 교수는, "그렇다면 검도 이외에 무슨 도라도 연구하지 않았는가?"하고 물었더니, 문제의 무사는 "도를 연구했다는 정도는 아니고, 어렸을 때 무사로서 언제 어떤 경우에 처해도 결코 죽는 것을 두려워 않겠다고 결심하고, 수년간 죽음의 문제에 맞부딪쳐, 겨우 죽음을 걱정하지 않게 되었습니다. 그 이외는 마음에 걸리는 것이 전혀 없습니다"하고 말하였다.

이 말을 들은 교수는 무릎을 치면서 외쳤다. "역시 내 눈이 빗나가지 않았군. 검도도 바로 그것이다. 귀하는 이미 홀

류한 사범이다. 새삼스럽게 무술을 배울 것까지 없다."

 그 무사가 어떤 방법으로 죽음을 극복했는지는 설명이 없었으나, 인간은 학문이나 기능을 배우기에 앞서, 우선 도(道)를 터득하는 것이 필요한 것이다. 도를 터득한 사람에게는 이미 죽음은 없으므로, 당연히 죽음의 공포 같은 것은 있을 수 없는 것이다.

 비록 포탄이 퍼붓는 전쟁터에 있거나, 무서운 칼을 대하거나, 또는 천재지변에 직면해도, 조금도 마음의 동요 없이 시해를 위한 자연의 시기를 기꺼이 맞이할 수가 있다.

 인간이 사지에 빠졌을 때 제일 중요한 것은, 죽느냐 사느냐 하는 결과가 아니라, 그 순간에도 태연히 변함없는 마음을 가질 수 있느냐 없느냐 하는 것이다.

### 선인(仙人)은 죽지 않는다 - 백일승천(白日昇天)

 성체(聖體)가 해탈하여 잔해를 남기는 경우를 시해라 하는데, 육체나 그것을 대신하는 물체도 일체 남기지 않고 해탈하는 경우를 〈백일승천〉이라 한다. 백일승천은 육신의 음분(陰分)이 완전히 제거되고, 육신이 순양체(純陽體)로 되어 우주의 신·기·정과 융합하는 것으로, 시해의 경우보다 더욱 수련하여 연허합도(煉虛合道)의 단계에 도달하지 않으면 이룰 수 없다.

 백일승천도 의지에 의하여 행하여지는 것과 자연의 시기를 기다리는 것 등 수련의 단계가 다르다는 이외의 점에서는 시해와 똑같은 조건을 필요로 한다.
 후한(後漢 ; 2세기경)의 사람으로 음장생(陰長生)이라는 선인이 있었다. 음장생은 9편의 저서를 남겼는데, 그중에 다음과 같은 설명이 있다.
 "옛날에는 많은 선인이 있었는데, 하나하나 열거할 수는 없으나, 한(漢)나라 때부터 지금까지 선도를 터득한 사람이 45명, 나까지 46명이다. 그중의 20명은 시해하고, 나머지 사람들은 모두 백일승천했다."
 그런데 대부분의 사람들이 눈에 보이는 것 이외의 존재를 인정하지 않으려는 유물주의자(唯物主義者)가 상식만이 진실이라고 착각하는 최면술에 걸린 사람들로 되어 있다는 것은 예나 지금이나 다름없는 것 같으며, 당시 무지한 사람들에게는 시해나 백일승천을 이해할 수가 없었던 것 같다.
 그런데 「포박자」에는 다음과 같은 기록이 있다.
 "밤길을 걷지 않는 사람에게는 밤길을 걷는 사람의 일을 모른다는 말이 있는 것처럼, 선도를 배운 일이 없는 사람에게는 선도를 배워 도와 일체가 된 사람이 있다는 것을 모를 것이다. 음장생은 아직 백일승천하지 못하고 있었으나, 선도의 경험과 이야기를 가지고 선인들과 만나서 이야기를 나눔으로써 근세의 선인수를 헤아렸던 것이다. 세상의 일반 사람들은 자기들이 견문하지 않은 것은 있을 수 없는 일이라고 인정하려고 하지 않으니, 명성을 떨치지 않으며, 출세를 바라지도 않고, 영광을 얻으려 하지 않는 사람들의 존재를 일반 사람들이 알 리가 없지 않는가."

## 3. 연허합도(煉虛合道)

　시해나 백일승천을 한 사람은 이미 불필요한 육체를 벗어 던지고 도에 환원했기 때문에 또다시 즐겨 현세로 되돌아 오는 일이 없는 것이다. 그러나 필요할 때 언제든지 육체를 복원할 수가 있다.

　예수가 3일 후에 부활한 것은 누구나 알고 있는 사실이며, 현재에도 히말라야의 깊은 오지 등에서 성인들과 면회한 사람의 체험 기록이 있다.

　현상계에 사는 우리들도 성체가 육성되어 바이브레이션이 높아지면, 전파를 감수한 텔레비전에 화상이 비추어지는 것과 같은 원리로, 몇천년 전에 실존했던 도를 터득한 사람들의 육성이나 육신에 접할 수가 있는 것이다. 왜냐하면 그들은 지금까지 '살아 있기' 때문이다.

## 4. 무위자연(無爲自然)

### 하늘에서 떨어진 구미 선인(久米仙人)

 구미 선인은 대화국(大和國)의 사람으로 심산에 들어가 선도를 수행하고, 6구신통(182 페이지)의 경지에 도달했다. 어느 날 비행술을 써서 하천 상공을 날고 있을 무렵, 강가에서 한 여인이 소매를 걷고 빨래하고 있는 것에 반하여, 법력을 잃고 하늘에서 떨어졌다는 이야기로 유명하다.
 그런데 그 후 그가 어떻게 되었는가 하는 것에 대하여 여러 서적에 다음과 같은 글이 실려 있다.
 하늘에서 떨어진 구미 선인은 그 빨래하던 처녀와 결혼하여 평범하고 평화로운 생활을 보내고 있었는데, 임금의 명으로 궁궐 건축 공사에 징집되어 많은 인부들에 섞여 목재 운반을 하게 되었다. 거기서 많은 사람들이 그를 가리켜 〈선인〉이라 부르는 것을 듣고 난 감독은, 목재 운반이 늦어져 공사가 기일 내에 끝나지 못할 것을 걱정하고 있던 참이라,

그저 반신반의로 그를 불러서,

"당신은 신기한 술법을 터득한 선인이라고 하는데, 한번 당신의 법력으로 이 목재를 공사장까지 운반해 줄 수는 없는가?"

하고 부탁했다. 그러자 구미 선인은,

"공사가 곤란하게 된 것 같은데, 해 봅시다."

하고 승낙한 다음, 그대로 목욕 재계하고 도장에 들어가서 7일간 식사를 끊고 기원을 계속했다. 그런데 8일째 되는 아침에 거센 폭풍우가 내습하고, 그 비바람이 가라앉자 산적되어 있던 목재가 한 개도 남지 않고 없어져 버렸다. 감독이 조사해 보니, 그것들은 그대로 공사장에 옮겨져 있는 것이었다.

대화국 고시군에는 아직까지 구미사(久米寺)라는 절이 있는데, 이것은 구미 선인의 공적을 기리기 위해 세워진 절이라는 것이다.

구미 선인이 하늘에서 떨어진 것을 추락이라고 해석하는 사람이 많은 것 같은데, 그것은 잘못이다. 구미 선인의 진생은 여자와 결혼하여 하계에서 평범한 생활을 한 때부터 시작된 것이다.

선도의 행은 사람의 정을 잃어버린 목석이나 도깨비가 되기 위한 기술이 아니다. 사람이 밟아보지 못한 히말라야의 최고봉을 정복해도, 또다시 하산하지 않으면 등산했다고는 할 수 없는 것처럼, 도와 일체가 되는 수련도 그것을 속세의 생활에 연결함으로써 고난과 모순으로 가득 찬 인생을 풍족하고 즐거운 인생으로 전환시켜야 그 가치가 있는 것이다.

그러므로 연허합도의 다음 단계로 도를 터득하여 속세에 산다는 과정이 계속된다. 그리하여 이것이야말로 진생실현의 최종 단계이다.

### 위(爲)와 무위(無爲)

진생의 최종 단계는 도와 일체가 되어 인간 본래의 생명을 빛내는 것인데, 그것은 구체적으로 어떻게 사는 방법인가 하면, 〈무위자연〉의 생활 방식이라 할 수 있다.

무위자연이라는 것은 노자(老子)를 위시한 도가(道家)의 이상을 바탕으로 하는 삶의 방식이다. 그 용어로 보아, 아무 노력도 하지 않고 그저 자연적으로 흘러가는 방향에 일임한다는 의미에 빠지기 쉽다. 만일 그렇다면 그것은 일종의 숙명론(宿命論)이며, 연단에서 합도에 이르기까지 수련은 체념하는 일을 구하기 위한 수단에 지나지 않는다는 것이 된다.

우리는 태어났을 때 이미 일생의 운명이 정해져 있어서 그것을 개선할 수도 바꿀 수도 없다면, 운명대로 바람부는 대로 사는 수밖에 다른 도리가 없다. 그것도 하나의 삶의 방식이라 할지라도, 그것으로는 신앙도 수행도 교육도 전혀 의미가 없는 것이 되고 말 것이다.

누차 말한 것처럼 인간은 도에서 발생한 신·기·정이 구체화된 것으로, 원래 병이나 노사(老死) 또는 불행이나 궁핍 같은 결함이 없는 완전무결한 생명체라는 것을 전제로 하고 있다. 본래 완전해야 할 생명체가 현실적으로는 결함투성이의 존재로 되어 버린 것은 선천적인 신·기·정을 내부에 묻어 두고 그 빛나는 힘을 잠재우고 있기 때문이며, 수련을 통하여 그것을 발굴하고 그것의 완전한 활동을 일깨우려 하는 것이 선도의 행법이다. 모든 것을 체념하고 주어진 숙명을 감수하며 받아들이려는 소극적인 사고방식과는 전적으로 정반대의 입장에 서 있는 것이다.

무위자연이라 함은 도와 일체가 된 사람의 처신이며, 인간 최고의 그리고 진실한 삶의 방식을 표현한 말이다. 무위라고 하는 경우, 〈위(爲)〉는 행위지만, 〈무(無)〉는 위의 부정사(否定詞)는 아니다. 무가 위의 부정어로 해석한다면, 무위는 아무것도 하지 않는다는 의미가 된다.

도가(道家)에서는 행위를 두 가지로 나누고 있다. 유위(有爲)와 무위(無爲)이다.

유위라는 것은 지식을 근거로 하는 후천적인 의식에 따라 행하는 행위이다. 이것에 대하여 무위라는 것은 선입지식(先入知識)이나 자아 의식에 따르지 않고 행하는 행위이다.

인간의 행위라는 것은 모두 의식에 따라 행해진다. 무의식 행위라는 것은 있을 수 없다. 보통 무의식이라는 것은 표면 의식 이외의 의식을 말한다. 그것은 식역하(識閾下)의 의식 또는 잠재 의식이라 부른다.

그러므로 일반적으로 무의식 행위라는 것은, 옳게 표현하면 잠재 의식에 의한 행위이며, 이것도 일종의 유의식 행위이다. 유위는 표면 의식에 의한 행위이며, 무위는 잠재 의식에 의한 행위라고 하는 해석도 바른 해석 방식이 아니다. 유위 중에도 잠재 의식적 행위도 있으며, 무위에도 표면 의식에 의한 행위가 있다.

원래 〈위〉라는 것은 우주의 원리, 자연 법칙의 나타남이라는 의미이다. 대우주의 경우에는 그것은 자연 현상으로 되어 나타난다. 소우주인 인간의 경우에는 인간의 행동으로 되어 나타난다.

도가 인간의 행위로 되어 표현되는 과정에 인지(人知)가 가해지면 〈위＋사람〉, 즉 〈위(僞)〉가 된다. 위(僞)란 거짓, 가짜라는 것으로, 그것은 위(爲 ; 道의 표현)가 아니라는 말이다. 무위의 〈무(無)〉는 위의 부정어가 아니라, 위(僞)의 부정이고, 무위는 〈무위(無爲)〉, 즉 〈위(爲)〉 그 자체이다.

## 우주의 4대(四大)와 인간의 행위

노자(老子)는 우주에는 4개의 큰 것이 존재하고 있다고 말하고 있다.

천지만물이 생기기 전, 우주가 아직 혼돈(混沌)으로서 있을 때, 무엇이라 형용할 수 없는 미묘한 그 무엇인가가 이미 존재하고 있었다. 그것은 그 자신이 독립하여 존재하는 절대적·초월적인 실재(實在)이기 때문에 감각으로 붙잡을 수는 없으나, 만물이 그것으로부터 발현되어 온 것이기 때문에 천지의 어머니라 해도 좋을 것이다. 인식할 수 없으므로 이름을 붙일 것도 없지만, 임시로 〈도(道)〉라 부르기도 한다. 또한 그 상태를 형용할 수도 없지만 사견으로 〈큰 것〉이라고 말할 수 있을 것이다.

  단지 크다는 것만이 아니라, 흐르고 흘러서 멈추는 곳이 없으므로 〈가는 것〉이라고도 말할 수 있겠다. 또 무한한 과거에서 무궁한 미래로 통하고 있기 때문에 〈먼 것〉이라고도 할 수 있을 것이고, 항상 순환하면서 멈추지 않기 때문에 〈되돌아오는 것〉이라고도 할 수 있다.

  이처럼 도는 큰 것이지만, 도에서 발현한 〈하늘〔天〕〉도 〈땅〔地〕〉도 또한 〈큰 것〉이라 할 수 있고, 대우주를 그대로 체현(體現)시킨 인간도 〈큰 것〉이다.

  이와 같이 우주에는 4개의 〈큰 것〉이 존재하고 있다. 그리고 인간은 그중의 하나이다. 그러나 도나 하늘, 땅도 큰 것에는 틀림없으나, 의지 있는 존재는 아니다. 인간만이 의지를 가지고, 땅에 본을 삼아 따르면 만물을 기르고, 하늘에 본을 삼아 따르면 공평하게 사랑의 혜택을 주고, 도에 본을 삼아 따르면 우주의 원리를 표현할 수가 있다.

  하늘도 땅도 도도 인간을 통하여 비로소 심오해지고, 위대한 덕을 발현할 수 있는 것이다. 그리고 인간도 자연에 본을 삼아 행위하여 비로소 〈큰 것〉으로 될 수가 있는 것이다.

  인간이 지식이나 재능 등 보잘 것 없는 것에 의지하지 않으면 행복은 백배로 늘어나고, 규칙이나 도덕 등의 속박을 단절하면 위선적(僞善的) 행동이 없어지고, 물질적 이익을 추구하지 않으면 절도나 범죄가 없어진다.

  지식이나 도덕, 그리고 공리(功利)는 모두 인간이 마음대로 만든 것이며, 그와 같은 작은 인위적인 장치에 고심하는 것이 유위(有爲)의 행위, 즉 〈위(僞)〉이며, 그것들을 모두 버리고 떠나 도와 일체가 되어 자연의 법칙에 따라 행위하는 것이 무위(無爲)이다.

그때 인간은 우주의 크기로 확대되고, 보잘 것 없는 인간의 힘 대신에 거대한 우주의 무한력(無限力)을 사용할 수 있기 때문에 결코 잘못을 범하는 일이 없고, 위(爲)하여 위하지 않는 것이 없고, 위하여 이루어지지 않는 것이 없어진다. 이것을 "무위로 하여 위해지지 않는 것이 없다"라고 한다.

그러므로 무위자연이 인간 최고의, 그리고 최선의 행위라고 하는 것이다.

### 화광동진(和光同塵)

지식 편중론자는 지식에 의하여 과학이 발달하고, 문명이 진보된다고 말할지 모른다. 그러나 실제로는, 인간의 지식이 늘어나면 늘어날수록 사회는 혼란하고, 기술이 발달할수록 생활의 불만은 증대되고, 법률이 많을수록 범죄는 증가하고 있다. 그것은 위정자나 시민이 지식에 의지하여 지식으로 일신의 영광을 얻으려고 하기 때문이다. 그러므로 관청이나 도시는 사람의 눈을 어리둥절하게 할 만큼 훌륭하지만, 전답이나 산림은 황폐해지고, 권력자나 정치가는 사재(私財)를 늘려 사치에 도취해 있지만, 민중은 사는 주택 때문에 어려움을 겪고 물가고에 시달리는 것이다.

그와 같은 지식이라면 몸에 익히지 않는 것이 더 좋고, 그것 때문에 지식을 버리라는 것이지, 무위자연이 지식을 부정하고 모두 백치나 동물처럼 되라는 것은 아니다.

대방무우(大方無隅 ; 큰 四角은 각이 없는 것처럼 보인다), 대기만성(大器晚成 ; 큰 그릇은 그릇으로 느끼지 않는다), 대음희성(大音希聲 ; 너무 큰 소리는 귀에 들리지 않는다), 대상무형(大象無形 ; 큰 형체는 형체로 보이지 않는다)이란 말들이 있는데, 진정 큰 지혜를 가진 사람은 어리석은 사람처럼 보인다. 작은 지식을 가지고 모든 것을 지식으로 해결하려 하는 것은 참된 지식이 아닌 것이다.

참된 지식인은 감각이나 의식의 망동을 멈추고, 작은 지식이나 꾀를 버리며, 재지(才知)의 빛을 내지 않도록 하여 세속에 순응하며 평범하게 사는 것이다. 이 생활 태도를 〈화광동진(和光同塵)〉이라 한다. 그것은 얼핏 무학무지(無學無知)의 어리석은 자처럼 보일지 모르나, 그것이야말로 도와 일체가 된 〈큰 것〉의 생활 자세이다.

검도의 명인이 후계자를 선정하기 위해 세 사람의 제자를 실험한 이야기가 있다. 스승 앞에 커다란 칸막이를 세우고 뒤쪽에 대기하고 있는 제자를 한 사람씩 불러들이기로 했다. 첫번째 제자는 부르자마자 나는 새처럼 높은 칸막이를 뛰어넘어 스승 면전에 나타났다. 두번째 제자는 큰 소리로 기합을 넣으면서 그 무거운 칸막이를 들어올리고 아래로 기어들어왔다. 그런데 세번째 제자는 칸막이의 끝을 멀리 돌아서 왔다. 스승은 제3의 제자를 후계자로 선정했다고 한다.

능력 있는 매〔鷹〕는 발톱을 감춘다는 속담이 있지만, 참된 용기가 있는 자는 싸우지 않는다. 대웅변가는 함부로 지껄이지 않는다. 진정 결백한 자는 결백을 증명하려 하지 않는다. 참으로 강한 자는 강한 체 않는다.

그와 마찬가지로, 참된 지식을 가진 자는 지식에 의지하지 않는다. 그것이 진생실현에 얼마나 무력하다는 것을 잘 알고 있기 때문이다. 그러므로 지식이나 작위(作爲)를 버리고 자연의 법칙에 따르는 것이다.

구미 선인도 비행술이나 그 밖의 신통력을 가졌음에도 불구하고 능력을 과시하거나 일신의 이득을 위해 사용함이 없이 화광동진하여 평범한 세속의 생활 속에서 인간 본래의 진생을 실현한 것이다.

### 나에겐 삼보(三寶)가 있다

도는 크다. 그러나 평범하다. 태양은 매일 동쪽에서 떠올라 서쪽으로 진다. 봄이 지나면 여름이 오고, 얼마 후에는 가을이 찾아오고, 겨울이 닥쳐온다. 매일, 매년 같은 것을 반복할 뿐이다. 얼마나 변함없고 평범한가.

인간은 지식을 이용해서 겨울도 봄처럼 실내를 덥게 하고, 여름도 겨울처럼 서늘하게 한다. 시원치 않은 것 같은 자연이지만 빈틈이 없고 확실히 현명해 보인다.

도를 터득한 사람도 끝없이 크게는 보이지만, 재치 있고 한치의 빈틈도 없는 사람에 비하면 어쩐지 시원치 않은 느낌을 우리에게 준다. 그러나 이 평범하고 시원치 않은 사람

## 4. 무위자연(無爲自然) 211

이 세 가지의 중요한 보석을 가지고 있는 것이다.
　그 하나가 〈자비(慈悲)〉이다.
　자비라 함은 사랑하는 마음이다. 자비는 사랑이라고도 하는데, 중국에서는 사랑이란 말은 미움의 반대어로서 자아의 감정상의 뜻으로 사용하고, 자연의 혜택 같은 보편적인 사랑의 경우에는 잘 사용하지 않는다. 불교에서도 부처님의 사랑이라 하지 않고 자비라고 한다.
　일반적으로 사용하고 있는 사랑은 수동적이며 선택적인 감정이 주체로 되어 있다. 사랑의 대상은 자신이 선택하는 특수한 것에 한정되고, 그것에 사랑을 줌과 동시에 반대급부를 기대한다. 그러므로 사랑은 늘 미움으로 변화하는 상대적인 감정이다. 여기서 말하는 자비는 그와 같은 좋고 싫은 자아 감정이 아니며, 모든 것을 사랑하는 보편심(普遍心)이다.
　우주의 만물은 모두 〈도〉에서 생겨난다. 도는 천지만물을 낳은 어머니이지만, 도는 만물에 초월해 있기 때문에 도 그 자체에는 의지가 없다. 단지 도와 일체가 된 사람의 의식을 통해서만 도의 의지는 나타난다.
　만물은 모두 도의 발현체이기 때문에, 도와 일체가 된 사람은 도를 통하여 만물과도 또한 일체임을 터득한다. 자비로운 마음은, 존재하는 것에 내재하는 도가 우리에게 내재하는 도와 같다는 것을 터득하는 것에 의하여 당연히 생기는 마음이다.
　어떤 사람이 늘 받침다리로 얇은 나무신을 신고 다녔다. 그 이유는 아무도 알 수 없었다. 어느 날 이웃 사람이, 그것

은 땅을 기어다니는 작은 동물을 밟지 않으려는 마음 가짐
에서 나온 것이라 하였다. 사실 여부는 고사하고 있을 법한
이야기이다.

　자비로운 마음에서는 참된 용기가 생겨난다. 자비심을 가
진 자는 싸우면 반드시 승리하며, 지키면 반드시 난공불락이
다. 위(爲)하여 이루어지지 않는 것은 하나도 없다. 그것은
내 마음이 아닌 도의 마음이기 때문이다. 행하는 일이 자연
과 일치하고 있기 때문이다.

### 아침에 도를 깨닫고 - 공자

　삼보의 두번째는 〈검소(儉素)〉이다.
　〈검소〉는 물건을 낭비하지 않는 것〔검약〕뿐만이 아니라,
모든 점에서 억제하는 태도를 말한다. 물건을 아끼며 다룬다
는 것은 앞서의 〈자비〉에도 통한다. 모든 것을 억제한다는
것은 우주의 무한을 알고 있기 때문이다.
　무한의 공급이 있는 경우에는 서둘러 가지려 하지 않는
다. 또 서둘러 써 버릴 필요도 없는 것이다. 필요할 때는 얼
마든지 많이 쓸 수 있기 때문이다. 그러므로 항상 풍부하고
궁한 일은 없다.
　삼보의 세번째는 〈겸손(謙遜)〉이다.
　〈겸손〉이라는 것은 사람의 앞에 나서지 않는다는 것이다.
사람과 다투어 앞서려 하면 상처를 입는 것이다. 자기 주장
만 하는 사람은 신용받지 못한다. 남의 앞에 서지 않음으로

## 4. 무위자연(無爲自然) 213

써 사람을 이끌 수가 있는 것이다. 자기 주장을 하지 않기 때문에 사람들은 그의 말에 귀를 기울인다.

　이 세 가지 〈자비〉, 〈검소〉, 〈겸손〉은 도가 가지는 세 가지 보배이다. 도를 터득한 사람은 이 세 보배를 품에 단단히 품고 행동의 지침으로 하고 있기 때문에, 비록 몸에는 누더기를 감고 평범한 생활을 하고 있어도, 물질에는 곤궁하지 않고, 누구에게도 속박되지 않으며, 자유로이 인생을 보낼 수가 있는 것이다. 그런데 도를 알지 못하는 사람은, 자비심을 가지지 못하고 다만 용기에만 뜻을 두고, 사양하는 태도를 가지지 않고 풍요만을 추구하며, 물러섬이 없이 함부로 남보다 앞서려고만 생각하기 때문에, 남과 싸워 상처입고, 궁지에 몰리고, 남의 원망을 사고, 파멸을 초래하는 것이다.

　지(知)를 존중하고, 인의예절(仁義禮節)을 설파한 공자(孔子)는, 지에 의지하고, 인위적 도덕으로 난세를 다스리고, 인간의 행복을 추구하려 했는데, 공자와 같은 성인도 뜻대로 일이 되지 않아 하늘을 우러러,

　"아침에 도를 깨닫고 저녁에 죽어도 원이 없노라."
하고 탄식하였다. 그리하여 70이 되어서야 겨우,

　"내가 바라는 것에 따라 규율을 초월했다."
는 경지에 도달할 수 있었던 것에 불과하다.

　지식이나 작위로는 진생을 실현할 수가 없다. 도와 일체가 되어, 무위자연의 생활 방식을 하는 것에 의하여 비로소 진생을 달성할 수가 있는 것이다.

# 제 5 장 신  아(神我)

## 1. 무위(無爲)의 법

### 무위자연(無爲自然)의 수단

　무위자연의 생활 방식으로 우리는 환경 여하에 불구하고 인과(因果)의 법칙에서 탈출하여 절대적인 자유와 행복을 얻고 영원한 생의 낙을 즐길 수가 있다. 그것만이 인간 본연의 삶의 방식, 즉 진생이다.
　인간은 원래 우주의 원리에 의하여 탄생된 자연의 산물이지만, 후천적인 지식을 그릇된 방향으로 발전시키고 인위적인 방법에 의하여 진생을 추구하려 하고 있기 때문에, 오히려 병이나 불행을 초래하고 있는 것이다.
　일체의 인위적인 허식(虛飾)을 버리고 본래의 자세로 되돌아오면 되는데, 땅 속 깊이 묻혀 버린 보물을 되찾기 위해서는 복토(覆土)를 제거시키는 노력을 하지 않으면 안 된다.

그것은 일종의 인위적인 행위〔有爲〕인데, 이것은 어디까지나 무위를 달성하기 위한 수단으로서의 유위인 것이다. 이 관계는 다음과 같다.

　(1) 유위(有爲 ; 知) → 유위(有爲) → 위생(僞生 ; 因果律支配)

　(2) 유위(有爲 ; 行) → 무위(無爲) → 진생(眞生 ; 因果律脫却)

　(1)은 일반적으로 행해지고 있는 것처럼, 후천적인 지식을 활용하여 인위적 술책으로 세상에 처세하고 인생을 개척하려 하는 방법인데, 이 방법으로는 인생이 달성될 수 없음은 현실을 보아도 명백하다.

　이것에 비해 (2)의 경우는, 행하고자 하는 유위법을 수단으로 하여 무위자연의 생활 방식을 터득하고, 그것으로 인과의 법칙에서 탈출하여 진생을 실현하고자 하는 선도의 방법이다. 그리하여 그 방법으로써 연단, 환단, 연신 등의 행법이 사용되는 것이다.

　그러나 예를 들어 선(禪)에서도 조동종(曹洞宗)과 임제종(臨濟宗)에서는 좌선을 하는 방법이 다른 것처럼 유파(流派)에 따라 기법에 차이가 있으며, 여러 가지 방법이 있다는 것도 당연하다.

　여기서 설명하는 것은 〈무위법(無爲法)〉이라고 하는 방법인데, 무위법이라고 하는 명칭은 적당하지 않으며, 오히려 절념법(絶念法) 또는 불상법(不想法)이라 불려져야 할 것이다. 왜냐하면 이 방법은 앞서 설명한 연단법처럼 세밀한 기공(技功)을 쓰지 않는다는 것뿐이지, 역시 유위의 방법이기 때문이다.

여기서는 연단술 이외의 간이법(簡易法)에 대해 설명하기로 하는데, 간이법이라 해도 형식이 간단하다는 것이지 행의 난이도는 별개의 문제이다.

형식이나 기법은 어려워도 목적 달성은 비교적 쉬운 행법도 있으며, 형식은 간단하고 쉬워도 행함이 어려운 경우도 있다. 이 장에서 설명하는 여러 가지 법은 그 의미로는 오히려 곤란한 행법인지 모르나, 요는 사람의 소질이나 환경 등 주관적 및 객관적인 사정에 따라 선택 또는 병용해야 할 것이다.

### 절념법(絶念法)의 기법

절념법의 요령은 다음 두 가지로 요약할 수 있다.
첫째, 일체의 상념(想念)을 버릴 것
둘째, 그 밖의 모든 것은 자연에 맡길 것
(1) 자　세(姿勢)
정좌 및 기립의 두 가지 법이 있는데, 정좌의 경우 앉는 방법은 단좌, 반좌, 부좌, 그 밖의 어떤 방식이든 자유다. 긴장이 적게 앉는 방법이 적당하다. 가능한 한 후두부(後頭部)를 위로 펴되, 등은 자연스럽게 둔다. 양손은 주먹을 쥐거나 맞잡거나 또는 어느 위치에 두어도 좋으며 임의대로 한다.

중요한 것은 신체의 어떤 부분에도 힘이 들어가지 않도록 온몸을 편하게 긴장을 푸는 것이다. 입은 가볍게 다물고, 눈도 가볍게 감는다.

(2) 호　흡(呼吸)

되도록 조용히 호흡하는데, 조식(調息)을 하지 않고 자연스럽게 한다.

(3) 의　식(意識)

하단전, 규(竅)의 부위에도 의식을 집중시키지 않는다. 한 곳에 고정시키지 않으면 의식은 산란해지고, 잡념이 계속해서 떼를 지어 일어난다. 그것을 하나하나 쫓아내고 잘라 버린다.

이것은 쉬운 일이 아니지만, 한 가지 생각을 견지하고, 잡념이 생기면 재빨리 잘라 버리며, 또다시 일어나면 또다시 잘라 버리는 동안에 점점 잡념이 적어져, 나중에는 전혀 생기지 않는다.

잡념을 쫓아 버리는 한 가지 일에만 의식을 집중시키는 것이다. 이것을 정념(正念)으로 하고, 정념을 유지하는 것으로 〈완공(頑空)〉이라는 상태에 빠지지 않도록 한다. 다만 잡념이 강하고, 마음이 심히 흩어져 있는 듯한 때에는 애써 싸우는 것이 좋지 않으므로, 일단 정좌를 중지하고 시기를 기다렸다가 다시 정좌하도록 한다.

(4) 시간 및 환경

하루 중에 언제 하거나 자유이다. 식사 직후이면 오히려 소화를 돕고, 졸음이 올 때에는 정좌 중 잠들어도 전혀 상관없다. 가벼운 병은 정좌 중에 좋아진다.

환경은 조용한 곳이 더할 나위 없이 좋으나, 특별히 선택하지 않아도 된다. 시끄러운 장소도 지장이 없다. 요는 본인의 마음 가짐에 달렸다.

시끄러운 소리로 잡념이 생기게 되면 재빨리 제거하면 되고, 정념을 단단히 가지고 있으면 외부의 소리는 직접 행의 방해가 되지 않는다.

정좌의 시간은 최소한도 1시간으로 한다. 시간이 짧으면 효과가 없는 것이다.

(5) 그 밖의 주의 사항

이상의 설명처럼, 이 법은 일체 자연에 맡기고, 단지 한 가지 마음을 가지고 잡념과 망상을 하나하나 끊어 버리며, 결국에는 무념무상의 경지에 도달시키는 것이 목적이다. 하지만 그것도 〈도법자연(道法自然)〉의 입장에 서서 결코 한번에 목적을 달성하려고 하지 말고, 조금씩 연습하여 나아가지 않으면 안 된다.

잡념이 적어지면 하단전이나 흉부 혹은 등이 따뜻해져 오는데, 단을 결성한다든가, 양화(陽火)를 육성한다는 등의 유위(有爲)의 행위는 일체 행하지 말고, 어디까지나 자연에 맡겨 놓고 있으면, 온몸에 봄과 같은 따사로움이 찾아든다. 이것은 기경팔맥(奇經八脈)이 개통한 징후로, 이때 온몸에 땀을 흘리는 일이 있으니, 미리 타올을 준비했다가 닦아내면 몸이 매우 경쾌해진다.

환시(幻視), 환청(幻聽) 등 이른바 마경(魔境)이 생기는 경우가 있는데, 이것도 잡념의 일종이기 때문에 비록 신불(神

佛)이 나타나더라도 단호히 절단하지 않으면 안 된다.

　이 법은 기법이 몹시 간단한 것 같으나 해 보면 대단히 어려운 것이기 때문에, 결코 안이한 생각을 갖지 말고, 몇 년이 걸려도 해내겠다는 마음 가짐으로 끈기 있게 행하지 않으면 안 된다.

### 자동권법(自動拳法)과 치료법

　이것도 일종의 무위법이다.
　우선 편한 자세로 일어선다. 두 발은 어깨 너비로 벌려 서는데, 온몸에서 모든 힘을 빼고, 바람이 불면 흔들릴 정도의 무저항 상태를 취한다. 잡념을 배제하고, 일어서 있다는 것도 잊어버린다. 형태를 잊어버리려면, 형태에 의식을 전혀 사용하지 않도록 한다. 잊어버리려고 하는 의식을 사용하면, 어떤 일이 의식된다.
　눈을 감으면 넘어질 것처럼 느껴지게 되어, 쓰러지지 않으려고 저항하는 의식 및 침이 작용되기 때문에, 눈을 뜨고 있으되 외물을 보려고 해서는 안 된다. 내시(內視)도 금물이다. 시각(視覺)을 밖이나 안으로도 작용되지 않게 한다. 청각(聽覺)도 마찬가지다. 이렇게 하여 안정을 유지하고 허(虛)의 상태에 들어서면, 온몸이 자연 움직이기 시작한다.
　신체의 움직임은 사람에 따라 다르다. 이것은 잠재 의식의 활동인데, 되도록 깊은 곳의 잠재 의식이 작동하도록 한다. 그러나 움직이려고 하는 의식을 갖는 것은 금물이다. 잠재 의식은 표면 의식으로 좌우할 수가 없는 것이다. 다만 의식의 사용 방법을 깨닫게 되면 잠재 의식을 의지의 지배하에 둘 수 있게 되지만, 그런 경우에도 자아 의식이 활동하는 데 지나지 않는다.

이 경우에는 보다 깊은 우주 의식〔神我〕의 발동을 기다리는 것이므로, 절대로 의식을 사용하지 말고, 불상(不想)・절념(絶念)을 절대적인 것으로 하고, 모든 것을 자연에 맡겨 놓지 않으면 안 된다.

신체에 질병이나 결함이 있는 사람에게는 그 부분을 중심으로 한 움직임이 생겨난다. 예를 들면 무릎 관절에 질환이 있는 사람은 강한 관절의 굴신 운동(屈伸運動)이 시작된다. 안정을 필요로 한다고 생각하는 경우에는 놀라거나 염려도 되지만, 의식을 개입시키지 않고 방임해 두면 자연히 좋아진다.

결함이 전혀 없는 사람은 온몸이 리드미컬하게 움직이며, 힘의 안배도 자연히 행해진다. 일견 권법(拳法)과 같은 움직임이 일어나기 때문에, 이것을 〈신권(神拳)〉이라고도 할 수 있다. 움직임의 상태는 사람에 따라 또 신체 상황에 따라 천차만별이지만, 대개 **40**분에서 1시간 정도 지나면 저절로 멎는다.

이 방법은 치료 방법으로 탁월한 효과가 있다. 이 법을 숙달하면 자아 의식을 작용시키지 않고도 순수한 신・기・정의 발동으로 행동할 수 있게 되어, 순간적인 경우도 무의식으로 적절한 대처를 할 수 있고, 무위자연의 생활 방식이 자연히 취해지게 된다.

움직이지 않을 수 없는 것으로 한다 - 장자

　여기서 설명하는 방법은, 무위자연을 생활 속에 여하히 실천해 가는가 라고 하는 도가(道家)의 처세법이다. 따라서 지금까지 설명한 것과 같이 일정한 시간, 일정한 장소에서 하는 〈행〉이 아니고, 시간의 생활을 무위자연의 삶의 방식〔眞生〕으로 의식적으로 전환시켜 가는 실천 방법이 제시되어 있다.
　무위자연이란 무심(無心)이라는 것이다. 무심이라는 것은 자아 의식이 없는 것을 말한다. 어린애는 하루 종일 울부짖어도 목이 쉬지 않는다. 몸은 연약해도 주먹은 굳게 쥐고 있다. 욕정이 없는데도 성기는 강하게 발기한다. 무심이기 때문에 자연히 정기가 충실해 있다는 증거이다.
　그러므로 갓난애처럼 무심하게 되라는 것이다. 그러나 무심으로 되라, 자아를 버려라 해도, 손에 쥐고 있는 것을 버리듯 쉬운 것이 아니다. 그래서 어렵고 고통스러운 행까지 하고 있는 것이다.
　그리하여 무심으로 되는 구체적인 방법은 움직이지 않을 수 없는 것으로 한다는 것이다. 이렇게 하면 나중에 어떻게 될 것인가, 사람들은 무엇이라고 할까, 의리나 인정이 없는 사람이 되지 않을까, 내가 손상되지나 않을까 하는 일체의 관심을 초월한, 하지 않을 수 없는 내부의 충동에 따라 행동하는 것이다.

　아기가 젖을 먹고 싶어 우는 그 태도인 것이다. 고양이에게 몰려 궁지에 빠진 쥐가 돌연 고양이에게 덤벼드는 그 행동이다. 이것은 완전히 자아를 내던져 버리는 일이다. 그러나 동시에 "움직여 나에게 안 되는 것이 없다"는 자아의 전면적 실현인 것이다. 이것은 얼핏 모순되는 것 같으나 실질적으로는 같은 것이다.

　옛 사람도 "몸을 버리는 것이야말로 행운을 잡을 기회가 있다"고 하였다. 무란 선사(無難禪師)는 "살아 있으면서 죽은 사람이 되어 생각대로 할 수 있는 행위야말로 훌륭한 것"이라 하였다.

　'몸을 버린다'든가, '죽은 사람이 되어'라는 것은 완전한 자아의 내던짐이며, 이 완전한 자아의 부정이 몸을 돕고 혹은 모든 것이 '생각대로' 된다고 하는 전면적인 자기 발현과 일치하는 것이다. 이것을 "무위로 하여 위해지지 않는 것은 없음"이라 하겠다.

　처음부터 구조될 것을 기대하고 강에 뛰어들어도 구조되지 못한다. 구조된다 구조 안 된다는 계산이나 의타심이 전혀 없는, 진정으로 하지 않을 수 없는 행위이어야 비로소 자기가 사는 것이다.

　선(禪)에서는 이것을 "크게 죽는 것이 중요하고, 죽은 후 되살아난다"고 한다. 그것은 성명(性命)의 필연적인 표출이기 때문이다. 도에서 발현된 신·기·정이 집결하여 성명이 되며, 성명이 육체와 정신 양면의 생명 활동으로 되는 것이다.

하지 않을 수 없는 행위라는 것은 순수한 성명의 충동이기 때문에, 도에 직결된 자연의 활동인 것이다. 생명의 본질은 산다고 하는 것이기 때문에, 생명의 필연성에 의해서 사는 것이다. 예수가,

"너희가 어린애같이 되지 못하면 천국에 들어갈 수 없나니."

라고 한 것도, 유아는 순수하게 내적 충동에 의해서 행동함으로써 신만의 마음〔自然의 原理〕에 부합하여 좋은 결과가 얻어진다는 의미였던 것이다.

어른은 자기들이 임의로 만든 규칙이나 사상에 속박되어, 이해 득실의 계산에 따라 생명의 필연성을 무시하고 행동하기 때문에, 그 행위는 자연에서 떨어진 〈위(僞)〉의 행동으로 된다.

위(僞)는 생명 본래의 행동이 아니기 때문에 〈실(失 ; 本性의 喪失)〉로 되어, 활기찬 완전한 생명 활동도 또한 잃어버리고, 그 결과는 파멸로 연결된다.

**노하지 않을 수 없게 된 노함**

어쩔 수 없는 행동이라는 것은 내부에서 자연적으로 일어나는 충동에 따라 행동하는 것이다 라고 하는데, 그렇다면 본능적인 행동인가 하는 의문이 있을 것으로 생각된다.

본래의 의미로는 본능이라고 해도 무방하겠지만, 현재 사용되고 있는 본능이라는 말에는 선천적 욕구에 후천적인 욕

망이 혼입되어 있는 것 같다. 예를 들면 식욕은 선천적 본능이지만, 공복(空腹)이 아니라도 맛있는 음식을 보면 먹고 싶은 욕망이 생긴다. 그러나 이것은 어쩔 수 없는 본질적인 욕망은 아니다.

그러므로 우리는 본능이라 하지 않고 본성(本性)이라고 말하는데, 순수한 본능이라 하지 않으면 안 된다. 하지만 본능을 이성〔知〕으로 억제한다는 것이 현재의 교육 방향 같은데, 그것이야말로 〈위(僞)〉를 가지고 〈위(爲)〉를 억제하려고 하는 목적이 빗나간 방향이며, 그것 때문에 위선과 술책이 최고의 행위로서 성행되고 도가 숨어 버리고 만 것이다.

그것은 어쨌든, 어쩔 수 없는 본성의 충동을 그대로 행동에 옮기기 위해서는 다음의 네 가지 점에 주의하지 않으면 안 된다.

첫째는 마음을 흩어지게 하는 외부적 조건이다. 둘째는 마음을 속박하는 신체적 조건이다. 그리고 셋째는 마음을 흩어지게 하는 내부적 조건이다. 넷째는 자연의 흐름을 저지시키는 사회적 조건이다.

첫째번의 마음을 흩어지게 하는 외부 조건이란 지위, 부(富), 출세, 권력, 명성, 이득의 6가지이다.

둘째번의 마음을 속박하는 신체적 조건이란 용모, 동작, 안색, 언어구사, 힘, 의지의 6가지이다.

셋째번의 자연의 흐름을 저지하는 조건이란 미움, 사랑, 기쁨, 노여움, 슬픔, 즐거움의 6가지 감정이다.

넷째번의 자연의 흐름을 저지하는 조건이란 이직, 취임,

취득, 시여(施與), 지식, 지능의 6가지의 인위적인 사회 제도이다.

  이 네 가지 점의 각기 6가지 조건—도합 24가지의 조건에 마음이 흩어지지 않게 하면, 마음은 올바른 상태로 유지된다. 마음이 올바른 상태로 유지되면 마음은 안정되어 있으며, 마음이 안정되어 있으면 자연의 영지(英知)가 나타나고, 자연의 영지가 나타나면 무심으로 되어진다. 그리하여 무심으로 되면, 인위(人爲)에 의하여 비뚤어지지 않는 본래의 생명 활동이 이루어진다. 이것이 무위의 행위이다.

  여기서 양해를 구해야 할 것은, 앞서 24개의 조건을 배제하거나 회피함이 없이, 단지 거기에 마음의 안정을 흐트러뜨리지 않으면 되는 것이다.

  예를 들면 희로애락을 표면에 나타내는 것은 예절에도 어긋나므로, 얼굴에 나타내지 않는 것이 신사숙녀의 몸가짐처럼 말하지만, 희로애락은 인간 자연의 감정이며, 그것을 억압하거나 무리하게 표면에 나타나지 않게 하는 것은 자연에 위배되는 인위적인 것이다.

  장자(莊子)는 "노여움을 나타내고 노여워하는 것은 노여운 생각이 있기에 나오는 것이다"라고 하였는데, 그것은 노여움을 나타내도 그것이 인간 본래의 성명(性命)의 자연적 발현인 것이며, 그것으로 인하여 마음이 흩어지지 않으면 무위자연의 행위라는 것이다.

  무위란 도덕이나 예의 같은 인위적인 허식에 제약받음이 없이, 본래의 인간성을 자유분방하게 발현시키는 삶의 방식이다. 〈천진난만(天眞爛漫)〉이나 〈천의무봉(天衣無縫)〉이라는 말이 무위자연의 삶의 방식을 형용하는 말로서 사용되고 있다.

## 2. 신아현현법(神我顯現法)

인간은 생각하는 갈대이다 — 파스칼

파스칼은 "인간은 생각하는 갈대이다"라고 하였다. 이 유명한 말은 두 가지 내용을 가지고 있다.

그 하나는 인간은 갈대처럼 약한 존재라는 뜻이다. 다른 하나는 인간은 생각하는 존재라는 뜻이다. 생각한다는 것은 자각한다는 것이다. 그러므로 파스칼의 말을 바꾸어 말하면, 인간은 자기를 갈대처럼 약한 존재라고 자각하고 있다는 것이 된다.

이것은 예부터 현재에 이르기까지 대부분의 사람들이 가지고 있는 〈나〉에 대한 평가이다.

그러면 인간은 약한 존재라고 왜 자각했는가? 그것이 문제가 된다. 강하다 약하다고 하는 것은 상대적인 것이며, 인간이 약하다 해도 메뚜기나 매미보다 약하다고는 누구도 생각하지 않는다.

약하다고 하는 데는 비교하는 것이 있을 것이다. 그것은 무엇일까? 사자나 코끼리일까? 아니, 사자나 코끼리에 비해도 힘은 약하지만 총력을 다하면 결코 지지 않는다고 생각하고 있다.

비교의 대상은 그런 것들이 아니고 이상상(理想像)이다. 인간은 신과 닮은 형상으로 창조되었다고 한다. 그것을 믿건 안 믿건 별개로 하고, 인간은 누구나 무의식중에 만물 중에서 가장 강하고, 제일 우수한 존재라고 자부하고 있다.

그 이상상에 대하여 현실의 〈나〉는 너무나 약한 존재에 지나지 않는다는 일종의 절망감에서 약하다는 자각이 생겨난다.

이 자각을 자아 의식이라 한다. 자아 의식은 자기를 약한 존재로 인식함과 동시에 강해지고자 하는 욕구를 가진다. 여러 가지 욕망은 강해지자 또는 강하게 보이자고 하는 자아 의식의 나타남이다.

눈에 보이는 것이 전부라고 믿는 사람은, 물질에 의지해서 자아 의식을 만족시키려 한다. 또 신비스러운 것을 동경하는 사람은 신불(神佛)에 매달려 목적을 달성하려고 한다. 그러나 물질은 단순한 부속물에 지나지 않으며, 인간의 본질을 바꿀 힘이 없으며, 신불은 과연 실재하는지 안 하는지조차 모르는 일이다.

그와 같은 외물에 의존하는 이외에 자기를 강하게 하는 수단은 없을까? 이 의문은 동서고금을 통하여 전 인류 최대의 과제이다. 성현(聖賢)들은 여기에 답하여, "신(神)은 스스로의 내부에 있다"고 가르치고 있다.
 그리하여 사람들은 자기 자신에 내재하는 신〔神我〕을 찾기 위해 여러 가지 행을 하는 것이지만, 많은 사람들이 그 방법을 그르치고 있기 때문에 목적을 달성할 수 없을뿐더러, 오히려 혼란에 빠지고, 혹은 도중에서 좌절하고, 또는 사도(邪道)로 빠져들어가는 결과를 빚고 있는 것이다.

## 반규(盤珪)를 괴롭힌 〈명덕(明德)〉

 불교에서는 〈견성성불(見性成佛)〉이라는 것을 하나의 목표로 하고 있다. 〈견성〉이라는 것은 본성〔眞我〕을 자기 안에서 발견한다는 것이다. 고래로 이 과제 때문에 얼마나 많은 선승(禪僧)이 고민하였는지 그 실례를 들면 끝이 없을 정도이다.
 옛날 유명한 반규 선사(盤珪禪師)도 그 한 사람이었다.
 반규 선사는 젊었을 때부터 유학(儒學)을 배웠는데, 「대학(大學)」이라는 책 중의 〈명덕(明德)〉이라는 말에 부딪혀, 그 의미를 알려고 모든 선생에게 가르침을 청했으나 누구도 그를 만족시킬 해답을 주지 못하였다.
 그래서 그는 좌선(坐禪)에 의하여 스스로 깨달을 수밖에 없다고 생각되어, 산으로 들어가 글자 그대로 목숨을 건 고행을 했다. 그러나 그는 결국 병에 걸려 혈담(血痰)을 토하며 아무것도 목구멍으로 넘길 수가 없었고, 누가 보아도 죽음이 가까와졌음을 분명히 알 정도로 쇠약해지고 있었다.

그런데 그는 다행히 일보 직전에 겨우 깨달았으며, 그때부터 병세가 두드러지게 회복하여 유명한 고승이 되었다. 그를 그토록 괴롭혔던 〈명덕〉이라는 것은 여기에서 말하는 〈자아〔本性〕〉를 말한다.

지금도 다소나마 수양에 뜻을 두고 있는 사람이라면, 진아〔神我〕의 일을 알고 있다. 그리고 진아를 발견하고 진아를 뚜렷하게 나타내는 일을 진생의 최대 목표로 하고 있다.

그러나 많은 사람들은 안경을 쓰고 있으면서도 그것을 잊고 안경을 찾아 헤매는 어리석은 노력을 쏟고 있다. 반규 선사도 자서전에서 "나는 지금까지 잘못된 방법으로 하찮은 일에 많은 정력을 허비하고 있었음을 깨달았다"고 쓰고 있는데, 그것은 맞는 말이다.

진아〔神我〕에 대응하고 말은 자아(自我 ; 僞我, 個我라고도 함)인데, 자아라는 것은 앞서의 설명처럼, 자기는 약한 존재라는 자각과 거기에 수반하는 강해지고 싶은 또는 강한 것처럼 보이고 싶다는 의식을 말하는 것이다.

자아의 의식은 언제부터 사람의 마음 속에 심어졌느냐 하면, 태어나서 수년, 즉 유아 시대 이후이다. 속된 말로 "물심(物心)이 붙는다"고 말하는데, 물심이라는 것은 자기와 남을 구별하는 마음이며, 그것이 자아 의식의 시작이다.

그렇다면 자아 의식이 생기기 이전에는 의식이 없었는가 하면, 그렇지 않고 물론 있었다. 왜냐하면 의식이 없는 행위는 있을 수 없기 때문이다. 출생 후는 물론이고, 어머니 체내에 있을 때도 〈행위〉는 당연히 있었다. 행위라는 것은 생명 활동이기 때문이다.

 우리는 모체 내에서 미세한 단세포로 발생해서, 그 후 한시도 쉬지 않고 세포의 분열, 증식을 행하여 급속히 성장해 왔다. 그 생명 활동이 의식에 의하여 인도되어 온 것은 말할 필요도 없는 사실이다. 또한 그것이 자아 의식이 아닌 것도 명백하다.

 인간은 도〔宇宙原理〕에서 발생한 신〔志向性〕과 기〔原質〕와 정〔宇宙 에너지〕의 응결체이다. 신·기·정은 인간만이 아니라 만물의 근원인데, 인간의 경우 그것은 성명(性命)으로 되어 구체화한다. 성은 주로 정신면, 명은 주로 육체면의 생명 활동을 관장한다.

 의식은 성의 활동이다. 도에는 물론 의지가 없으나, 그 지향성에 따라서 성이 인간의 정신 활동으로 되었을 때, 그것은 도의 의지로 된다. 이것을 우주 의식 또는 보편심(普遍心)이라 한다. 이것이 자연의 법칙이다. 성에서 지(知)가 생겨난다. 하지만 이 지는 성에서 생겨난 순수한 자연 과정이며, 후천적 지식과는 다르므로 혼돈하지 않도록 하기 위해 명(明)이라 한다. 이것이 반규를 괴롭힌 「대학」의 〈명덕〉이다.

### 2개의 자기—진아(眞我)와 위아(僞我)

 "인간은 유일한 자각 동물이다"라고 말해진다. 그것은 사실이다. 그러나 그것 때문에 자연에서 고립하여 스스로 불행을 초래하는 것도 사실이다.

왜 그렇게 되었는가 하면, 지(知)의 활동을 과신했기 때문이다.

원래 지라고 하는 것은 대상을 외부에서 관찰하는 것이다. 그러므로 자기를 안다〔자각〕고 하는 것은 자기를 대상물로 하여 관찰한다는 것이다.

그 경우 관찰하는 주체는 무엇인가 하면 말할 것도 없이 자기이다. 동시에 관찰되는 대상〔객체〕도 또한 자기라고 하는 것이다. 이렇게 말하는 것은 2개의 자기가 있다는 것이다. 그러면 그 두 가지 중 어느 것이 진짜일까?

만일 아는 자기가 진짜라면, 알려지는 자기는 가짜라고 하는 것이 되며, 아무리 세밀히 관찰해도 가짜에서 진짜를 찾아내지 못하는 것은 마땅한 이치이다. 또 알려지는 자기가 진짜라면, 아는 자기는 가짜라고 하는 것이 되기 때문에 가짜의 척도로 진짜의 크기를 잴 수 없는 것이 되며, 어느쪽에서도 〈진아〉를 발견할 수는 없는 것이다.

이것이 반규를 괴롭힌 원인이다. 많은 선승(禪僧)이나 구도자가 같은 이유로 고민했다. 반규는 결국 이것을 알게 되었다. 그 후 그는 엷은 종이를 벗겨내듯이 건강을 회복하여 진인(眞人)의 경지에 들어갔다.

〈견성(見性)〉이라는 것은 진아의 발견으로 해석하는 곳에 잘못이 있는 것이다. 진아를 발견한다는 말은 자못 철학적인 깊은 내용이 있는 것 같은 여운을 가지는데, 실은 단순한 관념의 유희에 지나지 않는다. 그것은 눈으로 눈을 보려고 하는 것과 같이 불가능하며 어리석은 노력이라 할 것이다.

이런 이야기가 있다.

만삭의 배를 가진 사자가 양떼를 습격했는데, 지나치게 무리하여 어미 사자는 새끼 사자를 낳아 떨어뜨린 채 죽고 말았다. 새끼 사자는 양떼 속에서 자라면서 양과 같이 생활을 하는 동안 자기를 양이라고 믿게 되고 양처럼 풀을 먹고 양처럼 울었다.

어느 날 양떼가 사자에게 습격당했다. 양과 자란 사자도 양들과 함께 도망가면서, 자기도 사자처럼 힘이 세었으면 좋았을걸 하고 생각하였다. 습격해 오던 사자가 달아나는 양떼 속에서 한 마리의 사자가 있는 것을 보고 놀라 다가가서, "너는 양이 아니고, 진짜 사자다"라고 말해 주었다. 그러나 양들과 자란 사자는 고개를 저으면서, "아니야, 나는 양이야. 너같이 힘센 사자가 되고 싶으나 애석하지만 역시 약한 양이다"라고 하였다.

어떻게 해서든지 사자라는 것을 깨우쳐 주려고, 또 다른 사자가 그를 개천 옆으로 데려가서 냇물에 비치는 모습을 보게 하였다.

자기가 사자인 것을 처음으로 안 그는 "어흥!" 하고 크게 소리지르고 힘찬 발걸음으로 산으로 달아났다.

그는 처음부터 사자였으나, 자기는 양이라고 믿고 있었기 때문에 양처럼 울고 양처럼 약했던 것이다.

많은 사람들이 진아는 동경하면서도 자아 의식의 함정에 빠져 있는 상태는, 마치 이 양과 함께 자란 사자와 비슷한 것이다.

인간은 처음부터 신아(神我)이다. 왜냐하면 유일 절대의 실재에서 발생된 신·기·정이 구체화된 것이기 때문이다. 신아를 찾는 것은, 안경을 쓰고 있으면서 안경을 찾는 어리석은 노력과 같은 것이다.

### 나는 이미 신아(神我)이다

우리는 진아를 찾는 것과 같은 쓸데없는 정력의 낭비를 없애고, 본래의 자기로 되돌아오면 되는 것이다.

우리 중에는 자아〔偽我〕와 신아(神我) 2개의 내가 있는 것이 아니고, 우리는 어디까지나 하나의 생명체이며, 하나의 나밖에 없는 것이다.

자아라 하고 신아라 하는 것도 단지 의식상의 문제에 지나지 않는다. 자아로서 인식하면 약하고 어리석은 〈나〉가 되고, 신아로 인식하면 전지전능, 완전무결한 〈나〉로 되는 것이다.

자아 의식〔知識〕에 매달리는 사람은 현실을 객관적인 존재로서 고집하고, 그것을 부정하는 것은 단순한 주관적인 환상이라고 주장한다. 그것은 최면술에 걸린 사람이 걷지 못하는 암시를 진실로 믿으며, 실제로 걷지 못하게 되는 것과 같은 것이다. 그때 진실을 알려면, 그저 암시를 탈각하면 되는 것이다.

그와 마찬가지로, 자기를 약하고 불완전한 존재로 믿고 있는 사람이 진리에 눈뜨기 위해서는 자아 의식을 떨쳐 버리기만 하면 되는 것이다. 그 진아를 발견해 보려고 자기를 예리하게 관찰하는 노력을 기울이는 것은, 땅 속에 묻혀 있는 보석을 캐려고 하면서 그 위에다 점점 흙을 올려 쌓는 것과 같은 쓸데없고 어리석은 노력이라 할 것이다.

우리는 절대적 실존에서 전개된 신·기·정의 구체적 표현체이다. 즉 신아(神我) 그 자체이다. 이미 신아가 되어 있는 자기 속에서 신아를 발견해야 할 필요가 있을까? 필요한 것은 발견이 아니라 뚜렷이 나타내는〔顯現〕 일이다.

인간의 지식은 입구가 아니라 출구이다. 의지가 없는 절대 실재(絶對實在 ; 道)는 인간의 의식, 감각을 통하여 뚜렷하게 나타내는 것이다. 그럼에도 인간은 의식에 의하여 절대 실재〔神〕를 받아들이려고 한다. 거기에 따라 원래 하나였던 도와 나를 분리하고, 하나의 의식을 2개로 분열시켜, 스스로 미로(迷路) 속에 몸을 던지는 결과를 만들고 있는 것이다.

꿈을 꾸고 있을 때에는 꿈 속에서 일어나는 일이 진실이라 생각한다. 그러나 눈이 떠지면, 그것이 꿈 속의 일이었다는 것을 안다. 그와 마찬가지로 눈으로 보고 귀로 듣는 이 세계의 현상도 신아의 입장에서 보면 단순한 환상에 지나지 않는다. 왜냐하면 우리의 귀와 눈은 전우주의 파동(波動) 중에서 극히 일부분밖에 감수할 수 없기 때문이다.

우주는 조화이다. 조화는 상호 의존이다. 상호 의존은 사랑과 신뢰로서 이루어진다. 만물이 서로 사랑과 신뢰를 가지고 의존하면서 공존공영해 나가는 곳에 생의 기쁨이 있다. 그것이 도가 가르치는 방향인 것이다.

그럼에도 현실 세계는 고통과 악으로 가득 차 있다. 그것이 실상의 세계라 할 수 있을까? 그것이야말로 자연의 법칙에 위배된 허위의 세계이며, 악몽의 세계라고 단정할 수 있지 않을까? 꿈이라면 하루 속히 깨어나야 할 것이다.

### 〈나〉는 신아(神我)의 현현체(顯現體)

우리가 일상 생활에서 〈나〉라고 부르는 것은 대체 무엇일까?

그것이 나이다 하고 의식하는 것이 〈나〉이다. 이것을 주관적 자아라고 한다. 주관적 자아는 지(知)의 활동으로 한정한 것이다. 예를 들면 아직 자타(自他)를 구별하는 마음이 생기지 않았던 유아 시대 이전의 〈나〉는 부모나 선배의 이야기 또는 사진이나 기록 등에서 얻는 지식으로 알게 된 것이다.

자기 의식이 생겨난 이후도, 자기가 의식하고 있는 〈나〉와 제3자가 자기에 대하여 가지고 있는 이미지와는 반드시 일치하지 않는다.

이것은 자기가 품고 있는 자기상〔主觀的 나〕과 진정한 나〔客觀的 나=實相〕와는 다를지도 모른다는 것을 의미한다. 그런데 대개 존재하는 것에는 여러 가지 속성이 있다. 〈이것〉이라든가 〈저것〉이라고 하는 경우에는 속성이 아니고 그것의 주체에 중점을 둔다.

〈나〉에도 여러 가지 속성이 있는데, 〈나〉라고 하는 이상

(以上)은 주체가 되는 것을 대상으로 하고 있을 것이다. 주체라고 하는 것은 그것 전체를 지배하고 있는 주인공인 것이다.

〈나〉는 마음이나 육체를 가지고 있다. 그러나 이것들은 모두 〈나〉의 속성이고 주체는 아니다. 왜냐하면 육체가 생명체로서의 〈나〉 전체를 지배하고 있다고는 말할 수 없고, 마음이 생기기 전에 이미 육체가 있었기 때문이다.

의지에 의해서 내장기관(內臟器官)을 지배할 수 있기는커녕 세포 하나도 만들 수가 없는 것이다. 또 육체는 죽음에 의해 한 개의 물질로 화해 버린다.

육체를 만들고, 키우며, 그리고 움직이게 하는 것은 명(命)이다. 또한 마음을 활동시키고 있는 것은 성(性)이다. 이 성명이 육체와 마음을 지배하고 있기 때문에, 〈나〉의 주체는 성명이 된다는 것이다.

성명은 우리가 모체 내에서 단세포로 생겨나기 이전부터 존재하고 있었다. 성명이 단세포를 만든 것이다. 그리고 그것을 현재의 육체로 길러내고, 육체와 정신이라는 생명 활동을 지배 운영하고 있는 것이다. 이것이 진정한 〈나〉의 주체인 것이며 객관적 나인 것이다.

어느 때, 어떤 장소에서 찍은 자기 사진은 '나의 영상'이라고 할 수 있지만 '나의 실상'이라고는 할 수 없다. 같은 의미로, 의식으로 한정시킨 주관적 나는 '나의 속성'이긴 해도 '나의 주체'라고는 할 수 없다.

진아는 성명을 말한다. 성명은 도의 발현체인 신·기·정이 개별화한 것이다. 그러므로 진아를 신아라고도 한다. 신아는 우주의 신·기·정이 정신면과 육체면에 구현한 것이며, 의식으로 한정할 수는 없다.

 의식 그것은 신아의 발현이기 때문에 〈나〉는 신아이다 라고 의식할 수가 있다. 즉 의식을 전환하면, 자아 의식이 즉시 신아 의식으로 되돌아오는 것이다. 반규는 〈나〉를 〈불생(不生)〉이라고 깨달은 것에 의하여 신아 의식으로 되었고, 단지 그것만으로 육체에도 신아가 빛나고, 그토록 심한 중병이 말끔히 고쳐진 것이다. 이것을 신아(神我)의 현현(顯現)이라 한다.

## 의식(意識)의 전환법

 도(道)는 절대적인 실재이다. 절대적이라 함은 상대를 초월한 유일무이의 존재라는 것이기 때문에, 시간 공간도 없이, 완전무결, 전지전능(全知全能)이다. 신·기·정은 도에서 발생되며, 그 신·기·정이 〈나〔神我〕〉로 발전된 것이기 때문에, 〈나〉 또한 완전무결한 존재라고 할 수 있다.

 그것을 인간은 지력(知力)으로 한정하여 〈나〉는 약하고 불완전한 존재라고 임의로 정해 버리기 때문에, 신아는 완전히 발현되지 못하고 생각대로 불완전한 존재로 되어 있는 것이다.

 그러므로 새삼스럽게 신아를 찾으려는 어리석은 노력을 멈추고, 자기를 한정시키고 있는 의식을 한정에서 해방하여 신아 의식에 서기만 하면, 정신면이나 육체면에도 신아가 완전한 모습으로 뚜렷하게 나타나게 되는 것이다.

자기 한정에서 신아 의식으로 전환하려면, 자기가 완전한 상태임을 항상 믿으며, 때로는 말로도 표현하고 행동으로 나타내면 되는 것이다. 예를 들면 자기는 신아이기 때문에 당연히 건강하고, 행복하고, 완전하다고도 믿으며, 또는 이야기하는 것이다. 그리고 그와 같은 행동을 하는 것이다.

그런데 많은 사람들은 한편으로는 그와 같은 상태를 나타내도, 곧 반대의 상태, 즉 질병, 불행, 불완전을 생각하거나 혹은 입으로 말하기 때문에 완전함이 나타나지 않는 것이다. 또 하나의 잘못은 불완전한 상태를 부정하려고 하는 것이다.

불완전을 부정하고 완전을 나타내려 하는 것은, 우선 불완전한 실재를 인정한 위에서 그것을 때려부수는 것이기 때문에, 결국은 불완전한 쪽에 중점을 두는 것이 된다. 예를 들면 "나는 병이 있으나, 병은 원래 없는 것이다"라고 표현하는 방식은 결과적으로는 오히려 병을 긍정하는 것이 된다.

의식을 병으로 돌리지 말고 항상 완전〔건강〕에만 집중하도록 하지 않으면 안 된다. 그렇게 하면, 빛이 나타날 때 어둠은 자연히 없어지는 것처럼, 건강한 육체 기능〔神我〕이 발현하여 병이라는 상태가 없어진다.

선도의 내관법(內觀法 ; 日想觀이나 軟酥觀 등)은 병을 치료하는 방법으로도 이용되는데, 그 경우에도 의식을 병에 집중하여 이것을 고치려고 필사적으로 싸우는 방식을 취하는 사람이 있으나, 그런 식으로는 병이 고쳐지지 않는다.

태양의 빛〔日想觀의 경우〕 또는 영적인 빛〔軟酥의 경우〕에만 의식을 집중시키는 것이 중요하다. 질병 뿐만 아니라, 일반적으로 불완전한 상태에 있을 때에는 아무래도 의식이 불완전한 상태에 붙잡히기 쉬운데, 그것을 완전한 것으로 교체시키는 것이 의식의 전환인 것이다.

의식의 전환법으로서는 내관 이외에 복기(服氣), 도인(導引), 그 밖에 여러 가지 행법이 응용된다. 어떤 경우든지 의식을 자아의 입장에서 신아의 입장으로 완전히 바꾸는 것이 비결인 것이다.

### 감각(感覺)을 과신하지 말 것

심리학에서는 의식이 복잡한 구조를 가지고 있다고 말한다. 학문적으로 의식을 분석하면, 의식의 구조는 표면 의식, 잠재 의식, 그리고 초의식(超意識)의 세 분야로 대별할 수가 있다.

지 가운데 초의식은 의식의 가장 깊은 분야로서, 인간이 태어나면서 가지고 있는 선천적인 마음이다. 이것이 신아 의식이다.

잠재 의식은 표면적으로는 잊어버리고 없어진 기억이다. 의식은 대뇌의 작용이지만, 시시각각 감각에서 받아들이는 인상(印象)이나 무수한 상념(想念)을 모두 기억해 두는 것은 불가능하며, 생명 활동상으로도 유해무익하기 때문에, 마땅치 않은 것은 잊어버려진다.

그러나 일단 의식되었던 것은, 비록 표면 의식에서 잊어졌어도 소멸하는 일은 없으며, 모든 것이 별개 기관에 저장되는 것이다. 이것이 잠재 의식이며, 잠재 의식은 말하자면 의식의 거대한 저장고인 것이다.

표면 의식은 이른바 자아 의식이며, 자아의 욕구 달성에 불리한 의식은 행동화되지 못하고 버려지는데, 잠재 의식에는 이해득실이나 옳고 그른 판단은 전혀 없고, 표면 의식이 버린 것을 전부 귀중하게 보존한다. 그리하여 표면 의식의 감시가 약해진 틈을 타서 표면화하고, 즉시 행동으로 나타난다.

인간의 의식은 심오할수록 행동이 강하지만, 그 발현을 저지하는 것이 표면 의식이며, 표면 의식이 강하게 감시의 눈을 번득이고 있는 한 잠재 의식도 초의식도 눌려서 발현되지 못한다.

초의식〔神我〕을 발현시키기 위해서는 표면 의식을 가라앉힐 필요가 있지만, 마땅치 않은 일에 표면 의식이 감시의 눈을 늦추면 먼저 잠재 의식이 떠올라오며, 이것이 신아의 발현을 방해한다.

그 때문에 신아를 뚜렷이 나타내기 위해서는 표면 의식을 없애는〔意識을 轉換하는〕것과 동시에 잠재 의식도 전환시키지 않으면 안 된다. 그 방법으로서는 잠재 의식의 저장고를 정화(淨化)하는 것이 제일이다. 컴퓨터 속에 넣어진 자료를 신아적인 것으로 하는 것이다.

잠재 의식은 주어진 것을 취사선택함이 없이 단순히 전부

받아들이기 때문에 좋은 자료만 넣어주면 좋은 것만 저장되고, 반대로 나쁜 것만을 넣으면 나쁜 자료만 갖추어지게 된다. 이 원리를 잘 이용하는 것이다.

그것은 앞서 설명한 〈육근청정(六根淸淨)의 주문〉과 같이 감각기관을 정화시킨다. 의식은 감각기관을 통하여 생기게 되므로, 감각을 체크하여 좋지 않은 인상은 감각을 통하지 못하도록 한다.

감각을 과신하지 말아야 할 것이다. 이목구비와 몸과 마음의 6개의 입구를 관리하여, 받아들인 것을 곧바로 의식에 연결시키지 않도록 하는 것이다.

예를 들면 더러운 것을 보고 즉시 〈더럽다〉는 의식을 일으키지 않도록 한다. 또 정체불명의 좋지 않은 소리가 들려와도, 청각만을 믿지 말고, 눈 등 다른 기관을 사용해서 정체를 확인하여 별로 두려운 것이 아니라는 것을 밝혀내면 공포심이 일어나지 않는다.

모두 하나의 감각기관을 과신하지 말고, 6개의 뿌리〔根〕를 골고루 사용하여 진상을 알려고 노력하는 것이 쓸데없는 의식을 일으키지 않는 비결이다. 그리하여 끊임없이 복뇌(腹腦)에 호소한다. 잠재 의식은 복뇌에 담겨져 있기 때문이다.

"나는 신아이다. 그러므로 나는 완전하며, 조화된 것이고, 빛이다"라고 들려준다. 조금이라도 부정적인 상념이나 자료가 넣어지지 않도록 끊임없이 좋은 자료만을 보내고 있으면, 단순하고 믿기 쉬운 잠재 의식도 신아의 편에 서서 강력한 실행력을 발휘하여 신아의 현현을 추진한다.

### 신아(神我)에서 나온 위력(偉力)

신아를 표현하는 유력한 수단의 하나에 말이 있다.

옛날부터 말에는 영묘하고 불가사의한 힘이 있다는 것을 믿고 언령(言靈)을 전문으로 연구하는 언령학(言靈學)이라는 학문이 있었다. 언령은 고대 세계 각 민족간에도 널리 연구되고 있었다.

인도에도 '만도라 요가'라는 일파가 있어, 아움(AUM)이라는 음이 신비한 힘을 가진다는 것으로, 신을 찬미하고, 신에게 기도드리는 경우에 사용했다. 이것이 기독교의 아멘으로 전환되었다고 한다. 일본의 홍법 대사가 편「진언밀교(眞言密敎)」에서도 진언과 관념과 인(印)을 결합시켜서 행법으로 하고 있다.

선도에서도 그와 같은 말이 많이 있는데, 그것을 오로지 한 마음으로 외는 것에 의하여 연신의 효과를 올리려고 하는 일파도 있다. 한 예를 들면 〈신귀신(神歸身), 기귀신(氣歸身), 역귀신(力歸身), 신귀진(神歸眞)〉이라든가 〈일월교정(日月交精)이라고 하는 주문이다.

말은 음(音)이고 파동(波動)이기 때문에, 당연히 그 음 자체가 어떤 힘을 가지고 있다는 것을 부정할 수가 없다. 성경에도 "최초에 말씀이 있었나니"라고 되어 있다. 또 〈신(God)〉이라는 말이 높은 진동율(振動率)을 가지고 있다는 설도 있다. 음이 힘을 발휘하려면, 진동이 높은 말을 선택하여 발음하지 않으면 안 된다. 그러나 언령의 참된 의미는 뭐니뭐니해도 그 말이 갖는 내용에 있는 것이다.

예수는 "내 말은 영(靈)이며 생명이다"라고 말하였는데, 그것은 말의 배후에 있는 영적인 힘〔神我〕의 말을 이야기한 것이다.

옛 성자들의 어록(語錄)을 경전으로 사용하고 있는 것은 그 문언(文言)에 위대한 성자의 영력(靈力)이 담겨져 있기 때문이며, 그 말을 발음하는 것에 의하여 발언자에게는 없는 힘을 얻을 수 있기 때문이다.

그러나 말에 가장 큰 힘을 부여하는 것은 역시 발언자 자신의 생각이다. 아무리 진기한 경전이라도 독경(讀經)하는 사람 자신이 부정적인 사념(思念)을 가지고 있으면, 경문 자체가 갖고 있는 말의 힘은 감쇄해 버린다. 성전(聖典)을 읽을 때에도 그 의미, 내용을 우선 자기 것으로 하고, 자기의 신아에서 그 말을 발음하도록 하지 않으면 안 된다.

"나는 신아이다"라고 발음하는 경우, 자기가 신아임을 의심하고 있다면, 아무리 단호한 입으로, 또 큰 소리로 소리낸다 해도, 그것은 단지 공허한 음향에 지나지 않는다. "나는 신아이다"라는 강한 신념을 가지고 "나는 신아이다"하고 발음하면, 그것은 신아의 선언이 되어 이어지는 말에 힘이 주어진다.

"나는 신아이다. 그러므로 나는 건강하다"라고 하면, 신아 그 자체가 육체상에 나타나서 즉시 건강이라는 상태가 현실화하는 것이다. 이 경우에 의지는 자기가 희망하는 방향을 선택하는 데만 사용할 뿐이고, 말의 표현 방법이나 내용을 의식적으로 고려할 필요는 없다.

"나는 신아이다"하고 신아로서 선언해 버리면, 그것에 이어지는 말은 〈건강〉, 〈성공〉, 〈조화〉 등등에서 자기가 당장 희망하는 것을 선택하면 된다. 〈건강〉 대신에 〈위장의 활동이 잘 됨〉이라든가, 〈몸이 건강해진다〉는 등의 표현 방식을 사용할 필요는 없다. 물론 부정어는 사용해서는 안 되는데, 신아가 부정어나 소극적인 언어를 사용할 리 없으므로, 전제가 되는 "나는 신아이다"라는 말이 신아에서 발언되는 말인지 아닌지에 따라 말 전체의 힘이 좌우되는 것이다.

그런 의미에서 일상시의 대화에서나 어떤 이야기를 할 때에도 우선 첫머리에 "나는 신아이다"라고 낮은 소리나 또는 소리 없이 선언해 이어지는 말에 신아의 힘이 발현된다.

## 3. 전일관(全一觀)

### 인간은 우주의 일부분

지(知)라는 것은 사물을 분별하고 관찰하는 활동이다. 우주 만상은 시시각각 변화 유전하고 있으므로, 그것을 국부적으로 관찰하기 위해서는 변화 유동하는 사물을 어떤 시점에 고정하지 않으면 안 된다. 그리고 나서 그것을 부분적으로 나누어 그 부분에 대해 관찰하는 것이다.

과학은 이렇게 해서 발달해 왔다. 인간에 대한 과학도 그 예외는 아니다. 의학의 경우 인체의 기관을 피부, 근육, 신경조직, 내장기관이라는 분야로 나누어 각각 전문적으로 연구한다. 그리고 내장기관은 심장, 위장, 간장 등으로 세분하고, 위장은 다시 위, 십이지장, 대장, 소장으로 구분한다.

심리학에서도 마음을 의지라든가 의식 등으로 분석하고, 다시 표면 의식, 잠재 의식으로 나누며, 잠재 의식 또한 반의식, 무의식 등으로 세분하여 연구의 대상으로 한다.

## 3. 전일관(全一觀) 247

　이와 같이 과학은 사물을 고정하고 세분하는 것에 의하여 성립되기 때문에, 과학이 발전되면 될수록 사물의 세분은 늘어나고, 전체로부터 멀어져 가는 것처럼 보인다.
　그런데 이 방법을 끝까지 밀고 나간다면 어떻게 될 것인가? 인체를 세분하여 그것을 잘게 나누어서 최후에 더 이상 분할할 수가 없을 때까지 갔을 때, 거기서 대상이 되는 것은 무엇일까? 물리학에서는 현재 소립자(素粒子)를 최후의 것으로 하고 있지만, 선도에서는 〈기(氣)〉를 궁극적인 것으로 하고 있다.
　〈기〉는 우주만물을 구성하는 근원적 질료(質料)이다. 인간을 비롯하여 만물은 모두 기로 성립되어 있는데, 보통 공간이라 칭하는 부분에도 기는 널리 충만해 있다. 널리 충만해 있다는 것은 많이 존재하고 있다는 것처럼 들릴지 모르나, 그렇지 않고 공간도 기로 이루어져 있다는 말이다.
　물질도 공간도, 즉 우주 전체가 기로서 구성되어 있는 것이다. 다만 기의 배열과 모이는 방식의 다름에 따라 여러 가지 달라진 현상이 나타나 있는 데 불과하다.
　지(知)의 활동을 극한까지 누르고 기에 도달하면, 그것은 이미 일부분이 아니라 전체가 된다. 지구상의 바다를 태평양이라든가 대서양으로 나누어 관찰할 때는 별개의 것이지만, 더욱 작게 세분하여 물의 한 분자까지 도달하면, 태평양이나 대서양, 지중해라는 구별이 없어지고, 모두가 같은 물의 한 분자의 집합체라는 결론이 되는 것과 같은 것이다.
　인체를 구성하는 궁극적인 단위는 기이며, 그것은 또한

전우주를 구성하는 기의 일부분이다. 전체의 일부분이라는 것은 전체와 같다. 왜냐하면 그 일부분이 모여서 전체가 성립되는 것이므로, 일부분이 없으면 전체도 있을 수 없기 때문이다.

인간을 구성하는 기가 전우주를 구성하는 기의 불가결한 일부분이라는 것은, 인간이 우주 전체의 불가결한 일부분이라는 것이고, 인간〔일부분〕과 우주〔전체〕는 일체라는 것이다. 인간 뿐만 아니라 우주만물은 일체이고, 우주는 하나이며, 만물은 한 개의 것의 각 부분이라는 것을 지(知)의 힘으로 알 수 있다.

### 의식(意識)은 하나

심리학에서는 인체 생리학과 마찬가지로 인간의 의식을 세분하여 관찰의 대상으로 한다.

앞에서도 설명하였지만, 우리의 의식은 어떻게 생겨났는가를 다시 한번 생각해 보자.

보통 표면 의식이라 부르는 것은 대개 생후 1년쯤부터 발달한다. 그러나 그 이전부터 의식은 있었다. 의식은 생명 활동이기 때문이다. 그렇다면 모체 내에 단세포(單細胞)로서 생겨났을 때, 이미 의식이 있었다는 것이 된다.

그러나 단세포가 생긴 순간에 의식이 어디에서 날아 들어왔다고 하더라도, 단세포보다 이전에 의식이 있었던 것은 틀림이 없다. 오히려 의식이 단세포를 만들었다고 하는 편이 맞는지도 모른다.

 그럼 이 의식이란 무엇인가 하면, 우주 의식이다. 우주 의식이란 그 이름처럼 우주의 의식이다. 물론 우주에는 인격적인 의지는 없으나, 우주에는 하나의 원리가 있으며, 그 원리에 기초하는 지향성(志向性)이 있다. 그것이 단세포를 만들고, 단세포 속에 들어가 그것을 인간의 모양으로 육성시킨 것이다.

 우주 의식은 인간이 성장해도 항상 내재하여 생명 활동을 계속하고 있는데, 그 하나의 작용으로서 대뇌(大腦)를 발달시켜, 이른바 표면 의식이 그곳에서 생겨난다. 이 관계는 표면 의식이 우주 의식에서 별개의 것으로 생겨났다는 것이 아니라, 표면 의식은 우주 의식의 한 작용 또는 일부분이라는 뜻이다.

 인간에게는 의식이 둘 또는 셋 있는 것이 아니고, 의식은 단지 하나이다. 심리학에서는 표면 의식, 잠재 의식 등으로 나누고 있는데, 그것은 설명의 편의상 구분하는 것뿐이며, 모두 한 의식의 활동임에 틀림없다.

 인간은 동시에 두 가지 일을 생각할 수는 없다. 이것일까 저것일까 하고 혼돈되는 경우에도, 때로는 저것을 생각하고 때로는 이것을 생각하는 것처럼, 하나의 마음이 저리로 가기도 하고 이리로 오기도 하며 흔들리는 것뿐이다.

 동물적 욕망을 이성으로 억제하는 경우에도, 두 가지의 마음이 대립적으로 작용하는 것이 아니라, 하나의 마음이 어떤 경우에는 욕망을 일으키고, 다음에는 그것을 억제하는 편에 붙는다는 것이다.

　마음이 하나라고 한다면, 그것은 출생 이전부터 존재한 가장 원시적인 마음〔宇宙意識〕으로 환원할 수 있다.

　우주가 하나라고 인식할 수 있는 것도 의식이 원래 하나이기 때문이다. 의식을 이리저리 움직이지 않고, 우주의 근원〔氣〕에 집중시키면, 우주가 하나라는 사실을 인식할 수가 있다.

　이것이 전일관(全一觀)이다.

### 3·1의 법

　전일관은 또한 3·1의 법이라고도 한다. 3·1이란 말은 기독교에서도 요란하게 논의되고 있다. 아버지인 신과 그리스도와 성령(聖靈)의 셋이 합체하여 유일 진실의 신을 형성하고 있다고 하는 데 대해, 기독교에서는 신은 하나밖에 없다고 하고 있지만, 3이 1이라든가 1이 3이라든가 하는 것은 이상하다고 하는 논의가 있다. 그러나 이것은 분별지(分別知)로 해석하고 있는 것으로, 전일의식(全一意識)에서 보면 조금도 이상할 것이 없다.

　노자(老子)는 도(道)가 1을 낳고, 1이 2를 낳고, 2가 3을 낳고, 3이 만물을 낳았노라고 하였다. 이 3은 신·기·정의 세 가지인데, 이 세 가지는 원래부터 도라고 하는 하나가 세 가지로 활동하며, 3은 1에 돌아오고, 1은 3으로서 나타나 있는 데 불과하다.

근래 물리학에서도 물질의 단위를 원자(原子)로 하고 있는데, 원자는 원자핵(原子核)과 전자(電子)와 중간자(中間子)의 세 요소를 가지고 있다고 한다. 이것도 3이 1이고, 1이 3이라는 설명이 성립된다.

3이 만물을 낳는다는 것은, 만물〔全〕은 3으로 되돌아온다는 뜻으로, 3과 전(全)은 동일한 것, 따라서 3이 1이면 전도 또한 1이라는 것이다. 인간은 신·기·정의 3위1체이기 때문에, 3이고, 1이며, 또한 전이다.

3이 1이고, 1이 전체이며, 1이 3이고, 1이 전체라는 것은, 수학상으로는 이치에 맞지 않는 것 같지만, 원래 3도 전체도 도의 전개에 불과하고, 실재(實在)는 단 하나밖에 없는 것이다.

우리는 1이라고 하면 전체 중의 하나로 생각하기 쉬우나, 단 하나밖에 없는 것은 1이 전체이고 전체가 하나인 것은 당연하다. 3이건, 5이건, 100이건간에 모두 하나의 것의 상이한 양상에 지나지 않는다.

우는 얼굴과 웃는 얼굴은 꽤 다르지만, 하나의 얼굴 표정이 변화된 것에 불과하다. 마찬가지로 손과 발, 머리와 엉덩이는 모양도 다르고 역할도 다르지만, 인체라고 하는 하나의 것의 발현체라는 점에서는 하나이다.

만물도 모양과 색과 성능은 천차만별이지만, 그것은 모두 우주 전체를 구성하는 기의 변화에 의하여 일어나는 양상에 지나지 않으며, 그런 의미에서는 하나의 것이라고 할 수 있다.

3·1의 경우 의식 집중은 체외 체내를 불문하고 어떤 특정의 대상물에 의식을 고정시켜서는 안 된다. 의식을 모으는 것이 아니라 확대시키는 것이다.

밀폐된 방의 창을 열면, 방안과 외부(宇宙)가 하나가 되는 것처럼, 마음의 창을 열어 의식을 우주로 확대시킨다. 그리고 그 사이에 존재하는 일체의 사물을 배제하는 것이 아니라 포용하는 것이다. 그때 기에 의식을 집중시키면 하기가 쉬워진다.

먼저 자기의 온몸은 기의 집합체라는 것을 깨닫고, 그 기는 피부에 접하는 공간의 기와 하나의 것이며, 무한한 공간에 널려 있음을 느낄 필요가 있다.

전 공간은 연속된 한 장의 천과 같은 것으로, 그 속에 존재하는 만물은 마치 천에 그려진 무늬 같은 것에 불과하며, 자기도 그 하나의 무늬이지만, 실질(實質)은 천이고, 무한하게 펼쳐진 한 장의 천 그 자체라는 실감에 몰입하는 것이다.

그때 비로소 자타(自他)는 대립하는 존재들이 아니고, 만물은 도라고 하는 하나의 것이 펼쳐진 것이며, 자기의 마음이 그 중심에 있다는 자각이 생겨난다.

이것은 정적(靜的)인 행법이지만, 우주를 구성하는 기는 실제로는 시시각각 잠시도 쉬지 않고 변화 유동하고 있다. 이 외계의 기의 움직임에 신체 내외의 기의 움직임을 일치시키는 동적(動的)인 행법으로는 대주천법(大周天法)이나 태극권(太極拳)이 있다. 이것들에 대해서는 앞에서 설명하였기 때문에 생략한다.

### 사랑이란 무엇인가

전일관(全一觀)에 의하여 자기는 전우주의 불가결의 일부이며, 전체 속에서 전체와 더불어 살고 있다고 하는 사실을 자각할 수 있으면, 동시에 자기 이외의 것도 또한 자기처럼 우주의 일부이며, 전체를 구성하는 불가결의 요소인 것을 실감할 수 있게 된다. 여기에서 사랑이 생겨난다.

우리는 보통 사랑이라는 말을 관심 없이 사용하고 있다. 특히 최근에는 사랑을 헐값으로 파는 감이 있다. 그러나 사랑이란 무엇인가라는 물음에 적합하게 답할 수 있는 사람이 몇 명이나 있을까?

그런 까닭에 동양에서는 옛날 현인들도 사랑이라는 말을 그다지 사용하지 않았다. 공자(孔子)는 〈인(仁)〉이라는 말을 썼다. 인이란 인도주의라는 의미로, 가족애가 중심으로 되어 있다. 가족을 사랑하는 마음이 없는 사람에게까지 확대하도록 설득하고 있다.

이와 같은 공자의 주장에 반대한 사람이 묵자(墨子)로서, 그는 〈겸애(兼愛)〉라는 것을 주장하였다. 겸애는 박애주의이다. 공자의 인은 결국에는 가족애라고 하는 일종의 이기적인 감정에 지나지 않는다는 입장에서, 묵자는 자기를 사랑하는 것처럼 남도 사랑하고, 자기 가족을 사랑하는 것처럼 남의 가족도 사랑하고, 자기 나라를 사랑하는 것처럼 남의 나라도 사랑하면 싸움은 없어지고, 세계의 평화도 유지될 것이라고 설파하였다. 그러나 이것은 일종의 이상론(理想論)으로, 묵자 자신이 이 이상을 달성하기 위해 싸우면서 적과 아군을 많이 죽이는 결과를 빚었다.

인간은 곧잘 이 같은 잘못을 범한다. 평화를 위해 싸운다든가, 정의를 위해 살인을 범한다는 것들은 모두 이런 것들이다. 사랑스러움이 넘쳐 미움이 백배한다든가, 사랑하는 나머지 자식을 죽인다고 하는 비극도 흔히 보고 들었는데, 이것들은 사랑이라는 말의 남용이라고밖에 해석이 가지 않는다.

사랑이란 것은 행위의 표현 형식이 아니라 감정〔意識〕이다. 예를 들면 자선 행위(慈善行爲) 등의 경우에서 보는 바와 같이, 행위 그 자체는 애적(愛的)인 행위라 해도, 그것은 어디까지나 자선 행위에 지나지 않는다.

의식이라 해도 공리(公利)나 이기(利己)의 의식에서 행해지는 경우에는, 역시 사랑이라고 말할 수 없다. 남녀간의 성애(性愛)의 경우에 흔히 볼 수 있는 것처럼 열렬한 연애라고 하더라도, 결국은 그것이 자기의 욕망 달성을 위한 것이라면 진정한 사랑이라 할 수 없다.

기독교는 사랑의 종교라고 한다. 그대의 적을 사랑하라고 하지만, 항상 미워하고 있는 적을 어떻게 "사랑하라"고 하는 것일까? 단지 형식적으로 싸우지 말라든가 이해하라는 정도의 일로서, 미움이란 감정을 이성으로 억제하는 정도의 것이다.

사랑이라는 것은 일체감이다. 자기와 남이 일체(一體)이다

라는 의식이 즉 사랑의 의식이다. 어머니가 자식을 사랑하는 것도 일체감을 가지기 때문이다.

투르게네프의 산문시에, 둥지에서 떨어진 참새 새끼를 노려보고 있는 고양이에게, 어미 참새가 과감히 물려고 덤벼드는 광경이 묘사된 시가 있다. 그 어미 참새가 자기 새끼를 구한다든가, 동정하는 마음이 아니라, 자기가 공격당하고 있다는 필사의 생각이 잘 표현되어 있어서 독자에게 깊은 감동을 준다.

우주는 하나라는 의식에서 만물은 일체라는 의식이 생겨난다. 자타가 일체라는 의식 그 자체가 사랑의 의식이다.

사랑의 표현

사랑의 의식은 만물 일체감에서 생겨난다. 그러나 그것은 표현됨으로써 비로소 자연의 법칙으로 되어진다. 왜냐하면 자연의 법칙이란 조화이며, 조화는 사랑의 의식이 표현된 상태이기 때문이다.

사랑의 표현이라는 것은 사랑의 의식을 행위상으로 나타내는 것이다. 그것은 "나는 당신을 사랑합니다"하고 떠들고 다니는 것이 아니다. 공자도 "교언영색(巧言令色 ; 꾸민 말이나 만든 표정)은 인(仁 ; 愛)이 조금도 없다"고 말한 것처럼, 인위적·기교적인 행위가 아님은 말할 것도 없다.

그런데 인간은 자칫하면 이〈교언영색〉에 속는다. 그 점에서 어린애나 동물은 결코 속지 않는다. 사랑의 표현은 표면적인 것인지 정말로 일체감에서 나온 것인지를 본능적으로 민감하게 분별한다.

대개 인간의 행위는 다음 6가지로 크게 나누어진다.

(1) 남과 자기에게 모두 이득이 되는 행위(물질적인 이익뿐만이 아니다.)
(2) 남에게는 전혀 손해를 끼치는 일 없이 자기를 이롭게 하는 행위
(3) 자타 쌍방간에 이해가 있으나 서로 조화하는 행위
(4) 남을 손해 보게 하고 자기가 이득을 보는 행위
(5) 남에게 이득을 주고 자기가 손해 보는 행위
(6) 남도 자기도 모두 손해 보는 행위

이상의 6가지 중 (1)에서 (3)까지는 자연의 법칙에 합치되고 있다. 그러므로 사랑의 행위라고 할 수 있겠다. 여기에 대해 (4)에서 (6)까지의 것은 동기 여하에 관계 없이 자연의 법칙에 일치하지 않는 행위이다.

(5)의 경우에는 자기 희생이라는 숭고한 행위처럼 생각되기 쉬우나, 자타 일체라는 의미에서 보면 (4)와 같은 행위이다. 만일 자타 일체, 만물 동근(同根)을 터득하였다면, 타인도 자기와 함께 우주 속의 일부분으로, 그 어느쪽을 손해 보이는 것도 우주적으로는 다를 바 없는 것이다.

사람이 만물과 자기가 모두 우주의 구성 분자이고, 우주와 자기는 일체이기 때문에 만물과 자기는 하나라는 전일 의식 속에 있으면, 그 사람은 만물과 완전한 조화를 이룬 상태에 있다고 할 수 있다. 그것이 사랑 의식이며, 그런 의식

을 가지고 행하는 행위는 반드시 자기도 남도 모두 이득을 보는 행위가 될 것이다. 적어도 자기든 남이든 어느 한편을 희생시키는 결과는 되지 않는다.

최악의 경우 어떤 불가항력적인 이유로 어느 한편이 또는 쌍방이 손해 보는 것 같은 결과가 되었더라도, 서로 사랑의 의식에 의하여 조화하고, 상태를 개선할 수가 있다. 왜냐하면 사랑은 모든 것을 근원에 결부시켜 근원과 일체가 되어 움직이는 중개를 하는 힘, 즉 일체를 사랑의 의식에 의해 조화시키는 힘이기 때문이다. 자기가 만물과 일체라고 하는 의식이 확립되어야 비로소 남을 사랑하고, 이웃을 사랑하고, 적마저 사랑할 수가 있는 것이다.

일방적인 사랑의 행위는 우주의 조화를 흐트러뜨리고 모든 것을 파괴하는 힘을 가지고 있다. 그것은 사랑이 자연의 법칙이기 때문이다.

따라서 만물 일체감이라는 입장에 서서 사랑의 행위를 실행하면 부조화(不調和), 박해(迫害), 자아 의식 등에서 생기는 일체의 불행을 해소시킬 수가 있다.

# 제6장 선　계(仙界)

## 1. 만물일체(萬物一體)

**우주(宇宙)에는 무수한 세계가 있다**

　우주란 파동(波動)의 세계이다. 그것은 전공간(全空間), 전시간(全時間)을 포함한 무한한 세계이다. 전공간, 전시간을 포함한다는 것은 공간도 시간도 없다는 의미이다.
　선도에서는 선계(仙界)라고 하는 세계를 설정하고 있다. 이것을 무릉도원(武陵桃源)이라고 하며, 선인이 사는 유토피아이다. 영지학(靈智學)에서는 유계(幽界), 영계(靈界), 신계(神界)와 기타를, 불교에서는 지옥, 극락을, 기독교에서는 천국을 각각 설정하고 있다.
　많은 사람들은 이상 열거한 세계는 각 종교가 신자를 확보하기 위한 수단으로 만들어낸 가공적인 세계라고 생각하는 것 같다. 그러나 그와 같은 견해는 근시안적인 견해이고,

모두 실재하고 있는 것이다. 아니, 실재하는 세계는 이것만이 아니라 무수히 있다.

우주에는 현실 세계 이외에 무수한 세계가 존재하고 있다고 해도, 그것들은 현계(現界)를 떠난 동떨어진 곳에 있는 것이 아니다. 우주에는 공간이라든가 시간이 존재하지 않기 때문이다. 공간이라든가 시간은 현계에만 존재한다. 이렇게 말하기보다는 오히려 공간, 시간이라는 법칙이 지배하고 있는 세계를 현계라 할 수 있다. 그러므로 현계를 3차원의 세계라고도 한다.

그러나 우주는 무수한 차원을 가지고 있는 세계이기 때문에, 4차원의 세계라든지, 8차원의 세계라는 무수한 세계가 있는 것은 명백하다. 다만 3차원의 세계에 있으면서 4차원 이상의 세계의 상황을 지각(知覺)할 수는 없다. 또 도표로 표시할 수도 없다. 그것은 마치 2차원의 세계에 살고 있는 사람에게 3차원의 세계가 이해되지 않는 것과 같은 것이다.

우주는 파동이기 때문에 3차원의 파동밖에 감수(感受)할 수 없는 사람이 그 이상의 진동수를 가진 파동을 지각할 수 없는 것은 당연하며, 감수하지 못한다고 해서 없다고 단정하는 것은 너무나 근시안적인 사고방식이라는 것이다.

차원이 다른 세계에 들어가려면 그 세계의 파동을 감수할 수 있는 장치를 가지지 않으면 안 된다. 인간은 죽으면 유계에서 산다고 하는데, 그것은 유계의 파동을 감수할 수 있는 장치, 즉 유체(幽體)가 되기 때문이다.

이것을 비꾸어 말하면, 유체라고 하는 수신(受信) 장치를

갖추고 그에 의하여 감수하는 파동의 세계가 유계라는 의미
이다. 무엇인가의 방법으로 유체 장치를 갖출 수가 있으면,
반드시 육체의 죽음을 거치지 않고도 유계를 체험할 수가
있다는 뜻이 된다.

선계(仙界)에 대해서도 똑같은 말을 할 수 있다. 선계라고
하는 세계의 파동을 감수하는 능력을 얻게 되면, 언제든지
선계에 들어갈 수가 있다. 즉 현실계에 살면서 선계에 출입
할 수가 있는 것이다. 이것을 초속(招俗) 또는 선(仙)에서 논
다고 한다.

어린이에게는 어린이만의 세계가 있다. 어른과 같은 장소,
같은 환경에 살면서 어른과 다른 세계에 젖어 있는 것이다.
우리도 아름다운 음악에 도취되면 일시적이나마 세속을 떠
나 그윽한 환상의 세계에 젖을 수가 있는 것이다. 이것도 일
종의 초속이다.

선계에 출입하기 위해서는 선인이 되지 않으면 안 된다는
것은 아니다.

### 사는 세계는 선택할 수 있다

선계(仙界)와 속계(俗界)는 공간적으로 별개의 세계는 아
니다. 어디서 어디까지가 현계이고, 어디서 어디까지가 선계
라는 지리적인 구별은 전혀 없다.

우리는 육체를 가지고 있는 한 육체의 세계〔現界〕에 사는
것은 당연한 일이다. 현실계가 괴롭다고 하여 육체를 끊고

유계로 도피하려 해도, 생의 개선은 되지 않는다. 왜냐하면 그 사람은 비록 육체에서 유체로 바뀌었다 해도, 육체의 감수 능력밖에 없기 때문이다.

우주에는 무수한 파동이 있다. 그 파동에 의하여 무수한 세계가 존재한다고 해도, 그것은 공간과 시간의 경계에 의하여 만들어지는 것이 아니고, 인간의 감수력에 의하여 나타나므로, 실제는 우주는 하나, 세계는 하나이다.

만일 우주의 전 파동을 감수할 수 있다고 하면, 그 사람은 우주에 살고 있는 셈이 된다. 반대로 극히 한정된 범위의 파동밖에 받아들일 수 없는 사람은 그 좁은 범위에 처박혀 살지 않으면 안 된다.

성 요하네는 다음과 같이 말했다.

"초속(招俗)이란 사물의 부재가 아니다. 왜냐하면 만일 욕망이 남는다면, 사물이 없어도 초속은 아니기 때문이다. 그러므로 나는 인적 없는 황야에서 살 필요는 없다고 생각하며, 집에서 가족과 함께 있으면서 정화(淨化)에 전념하였다."

이 말은 환경이라는 것은 자기 자신이 만든다는 것을 명백히 하고 있다.

속계(俗界)라든가 선계(仙界)라는 말은 그 자체가 적절하지 않다. 속계나 선계는 같은 곳이다. 다만 사는 사람에 따라서 속계도 되고 선계로도 되는 것이다. 누구나 자기가 사는 세계는 자기가 자유로이 선택할 수 있는 것이다.

환경과의 부조화를 호소하는 사람은 그 사람 속에 부조화가 있기 때문이다. 자기 속에 조화를 갖고 있는 사람은 환경이 조화하게 된다. 병을 한탄하는 사람, 빈곤을 탓하는 사람은 모두 외물이나 환경의 죄가 아니라, 그 사람 자신의 파동이 현실화되어 있기 때문이다.

　선이다 악이다 하지만, 우주에는 선도 악도 존재하지 않는다. 악을 나쁘다고 하면, 선도 마찬가지로 나쁘며, 선을 좋다고 한다면, 악도 좋은 것이다. 선을 좋아하고 악을 미워하는 사람은 선악이라는 한정된 세계에 사는 사람이다. 그 사람은 악의 파동을 많이 불러들인다. 왜냐하면 미워하는 상념 쪽이 강하기 때문이다.

　이에 반하여 선악을 일체로 보는 사람은 선악을 초월한 파동의 세계에 사는 사람이다. 그리하여 그 사람의 주위에는 선의 요소가 모여든다. 왜냐하면 선악 일체는 조화이고, 조화는 자연의 법칙이기 때문이다.

### 선과 악은 같은 것

　송(宋)나라에 저공(狙公)이라는 사람이 있었다. 원숭이를 좋아해서 많은 원숭이들을 기르고 있었다. 원숭이들의 기분을 잘 알고, 원숭이들도 그를 몹시 따랐다. 그런데 저공이 점점 가난해져서 원숭이들에게 무한정 먹이를 줄 수 없게 되었다.

　그래서 그는 먹이인 밤(栗)을 줄이기로 하고, 이제부터는 아침에 3개, 저녁에는 4개씩만 주겠다고 원숭이들에게 말했다. 그러자 원숭이들이 일제히 일어나서 골을 냈다. 저공은 원숭이들을 달래며, 그럼 아침에 4개, 저녁에 3개씩은 어떤가? 하고 말했더니, 원숭이들은 손뼉을 치며 좋아했다.

이 이야기는 〈조삼모사(朝三暮四)〉라는 우화이지만, 인간이 시비선악(是非善惡)에 얽매여 있는 것은 이 원숭이와 같다는 것을 풍자하고 있는 것이다. 또 곧잘 여러 경우에 자주 인용되는 이야기 중에 원담산(原擔山)의 일화가 있다.

출가한 원담산이 어느 날 동료인 중과 둘이서 강을 건너려고 했을 때, 전날 밤에 내린 비로 강물이 불어나, 강을 못 건너고 곤란해 하는 젊은 아가씨가 있었다. 원담산이 그 아가씨를 업어서 강을 건네준 뒤, 두 중은 말없이 걸어가고 있었는데, 얼마 있다 함께 가던 중이 원담산에게,

"네가 계율을 깨고 여성과 접한 것은 용서할 수 없다."
하고 말했다.

이에 원담산은 크게 웃으며 대꾸했다.

"나는 강을 건넌 즉시 여자를 내려놓고 왔는데, 그대는 아직 그 여자를 업고 있잖은가."

이것은 원담산의 소탈(疏脫)한 성격을 갈하기 위한 일화이지만, 이 이야기는 동시에 두 중이 사는 세계가 다르다는 것을 말하고 있는 것이다. 동료 중은 계율의 세계에 살고 있으면서 그 세계에서 선악을 판정하려 했으며, 원담산은 계율을 초월한 세계에 살고 있었으므로 계율에 얽매이지 않았던 것이다.

선은 인간에게 있어서 필요한 것은 말할 필요도 없으나,

선에 얽매이면 선이 사람을 얽매는 악으로 바뀌는 것이다. 저공의 원숭이들은 자기들이 옳다는 것에 얽매여 실질적으로는 같은 것을 가지고도 노하거나 즐거워한 것이다. 또 원담산의 동료 중은 계율의 선악에 얽매여 있었기 때문에 쓸데없는 고민에 마음을 닫고 있었던 것이다.

 시비선악이란 처음부터 없었던 것이다. 그것은 인간이 임의로 만든 기준에 지나지 않는다. 자기가 만든 기준에 얽매여 자기를 불행하게 하며, 그것을 자승자박(自繩自縛)이라고 한다.

 물질주의자는 물질의 노예가 되고, 종교 신자는 종교에 얽매인다. 모두 자기를 좁은 세계에 가두어 버리는 행위이다.

 식양법(食養法)을 주장하는 사람이 저것은 독이다, 이것은 몸에 해롭다는 등 시끄럽게 떠들면서 맛있는 것도 먹지 못하고, 오히려 단명(短命)으로 세상을 마치는 예는 흔이 있다. 장수(長壽)를 목적으로 하면서 역효과를 불러들이는 것도 먹는 것에 얽매였기 때문이다.

 선도의 행은 불로불사, 진생의 기쁨을 얻기 위한 수단이지만, 여기에 얽매여서는 안 된다.

 모든 속박에서 해방되어, 무위자연(無爲自然)의 생활을 보내는 것이 선도의 목적이다.

## 선도(仙道)란 버리는 것이다

  우주에는 무수한 파동(波動)이 있다. 파동은 현실화하기 때문에, 행복한 인생을 보내기 위해서는 되도록 고급스런 파동을 끌어들이는 일이 필요하다. 파동을 수신(受信)하기 위해서는 수신 장치가 있어야 한다. 수신 장치란 능력을 말한다.
  그러나 많은 사람들이 여기에서 잘못을 범하는 것은, 수신 장치라든가 능력이라고 하니까 어떻게든 없는 것을 새로 만드는 것으로 잘못 생각하고, 여러 가지 행법이나 기술에 의하여 그것을 몸에 익히려고 하는 것이다.
  특수 훈련으로 어떤 종류의 능력을 개발한다든지, 정신의 단련으로 염력(念力)을 강화시킨다든지, 뭔가 보통 사람에게는 없는 초능력적인 것을 얻고자 하는 것은 얼핏 수신력의 강화로 보이지만, 실은 자기 한정을 더욱더 가중시키는 것밖에 안 된다. 그것은 최면술에 걸린 사람이 평상의 능력 이상의 능력을 발휘하는 것과 같은 것이다.
  양떼 속에서 자란 사자는 자기를 양이라고 생각해 왔다가, 개울에 비친 자기 모습을 보고 자기는 사자라는 것을 자각했다. 그 순간 지금까지 양처럼 울고 양처럼 달리고 있던 사자가, 백수(百獸)의 왕답게 포효하고 맹렬히 대지를 차며 질주하기 시작했다.
  그러나 그 사자는 양이라고 하는 자기 한정(限定)에서 사자라고 하는 자기 한정으로 변한 것에 불과하다. 그리고 양이었던 시절보다 사자가 된 시절이 그 사자에게 더 행복하다고는 반드시 단정할 수 없다.

선도(仙道)의 행(行)은 모두 자기 한정에서 탈각하기 위한 행법이다. 얻는 것이 아니라 잃어버리는 것이다. 줍는 것이 아니라 버리는 것이다. 강하게 하는 것이 아니라 약해지는 노력이다.

이렇게 말하면 선도는 매우 소극적이고 부정적인 행위 같지만, 이 같은 소극적이고 부정적인 태도를 취하는 것에 숙명론과 허무주의가 있으며, 이 양자와는 근본적으로 다르다. 숙명론은, 인간의 운명은 처음부터 정해져 있는 것이기 때문에 운명을 개척하려고 하는 인위적 노력은 쓸데없는 것이라는 사고방식에서 유위(有爲)의 행위를 부정한다.

여기에 대해서 선도는 자기 운명을 개척하기 위해 많은 인위적인 훈련을 하는데, 그것은 무위(無爲)를 달성하는 수단이다. 왜냐하면 무위야말로 자기의 운명을 개선하는 유일한 방법이기 때문이다. 이런 입장이기 때문에 목적에서 보면 가장 적극적인 태도이다.

허무주의는 모든 것을 부정한다고 하지만, 그것은 상대적인 부정이며, 결국은 일종의 자기 주장이다. 대립하는 세계에 있으면서 자기에게 대립하는 것을 배제함으로써 자기를 살리려고 하는 것이다. 그런데 선도는 자기가 가지고 있는 모든 것을 버리고 나서, 우주의 모든 것을 얻으려고 하는 긍정적인 방법이다.

### 대립감(對立感)을 없애려면

 전일관(全一觀)에 의하여 자기가 (육체도 마음도) 우주 전체의 불가결한 일부라는 인식을 가질 수 있으면, 자기 이외의 만물은 모두 우주의 불가결한 일부라는 유추(類推)는 쉽게 얻어질 것이다.
 그러나 이 인식에 의하여 즉시 자타(自他) 일체감이 얻어진다고는 할 수가 없다. 예를 들면 나는 한국이라는 나라를 구성하는 한 요원이고, 그도 또한 한국의 불가결한 일부분이라는 것이 인식되어도, 나와 그의 대립감이 일소된다고는 말할 수 없는 것과 같은 것이다.
 대립감이 생기는 것은 자아 의식이며 자기 이외의 것을 보기 때문이다. 자아 의식은 자기 주체로 하고, 자기를 다른 사람과 구별하는 의식이다. 나라고 하는 관찰의 주체가 그라고 하는 대상을 관찰하기 때문에 당연히 나라고 하는 입장에서 보는 것이다.
 나라고 하는 입장에서 본다는 것은, 나와의 연관으로 본다는 것이다. 나와의 비교, 나에게 주는 영향 등등 관찰하는 대상 속에서 항상 내가 존재하고 있다. 그러므로 자아 의식으로 보는 경우에는, 그 자체의 본질을 보지 않고 표현 형식을 관찰하는 식으로 된다.
 원래 자아 의식 그 자체가 지(知)의 활동이고, 지는 한정하는 활동이기 때문에 표면에 나타난 형태를 외부에서 관찰하고, 그것을 자신의 기성 지식이나 기준으로 정리 분류한다. 그러므로 어디까지나 비판이라는 형식이 된다. 비판은 대립을 전제로 하기 때문에 이해 타산, 감정이 가해지지 않는다 해도 대립을 해소할 수는 없다.

  흔히 '상대의 기분이 되어'라든가, '상대의 입장이 되어'라고 하는 말이 쓰여진다. 그러나 가령 상대의 기분을 이해할 수 있다 해도, 자기라는 것이 개재(介在)하고 있는 한, 상대의 입장이 되면 자타의 지위가 역전될 뿐 역시 대립은 없어지지 않는다.

  대립을 없애려면 (1) 자기를 완전히 포기하든가, (2) 자타를 공통된 하나의 것으로 하든가 하는 두 가지 방법밖에 없다. 그럼 여하히 이 두 가지 방법을 행할 것인가? 그것은 어느 것이나 자아 의식을 없애는 일이다. (1)은 무심(無心)으로 되는 것, (2)는 신아 의식(神我意識)으로 되는 것이다. 그것들은 이미 앞장에서 설명했으므로, 여기서는 구체적인 간이법(簡易法)을 두세 가지 소개한다.

### 일체감을 얻는 방법

  가령 여기에 병이 한 개 있다고 하고, 이 병과 일체가 되고자 하는 경우를 예로 들어보자.
  우선 병을 자기로부터 1~2미터 떨어지게 놓고 이것과 대좌(對坐)한다. 몸을 편하게 하고, 잡념을 배제하며, 병에 의식을 집중시킨다. 병의 겉 모양을 여러 가지 점에서 관찰할

## 1. 만물일체(萬物一體)  269

뿐만 아니라, 병의 내력에 대해서도 상상을 돌린다. 그것이 도기(陶器)이면 아직 흙으로서 산에 있을 때부터, 병으로 제조되어, 여기까지 오게 된 경위 등을 상상한다.

다음은 외관에서 내부로 상상을 펴 나간다. 병 속은 어떻게 되어 있을까 하고 생각하면서, 자기 몸이 작아져서 병 속에 들어갔다고 상상한다. 그리고 병을 안쪽에서 관찰한다. 내부 벽의 색이나 굴곡 등을 어렴풋이 알 것 같은 생각이 든다.

그러면 자기가 병 속에 들어가 있는지 병이 자기 속에 들어와 있는지 분명치 않게 되며, 자기가 지금 생각하고 있는 것은 병을 생각하고 있는 것 같은 느낌이 들고, 병과 자기가 혼연일체라는 실감이 우러나온다. 일단 이와 같은 느낌을 체험하면, 그 이후 그 병을 일체감으로 보게 되며, 병에 대해 애정을 가질 수 있게 된다.

그림을 대상으로 하는 것도 좋은 방법이다. 예를 들면 아름다운 풍경화를 보면서 무심(無心)으로 된다. 즉 구도(構圖)나 색채, 또는 어떤 풍경인가 하는 등의 비판적 생각을 일체 배제하고, 그려진 풍경 속에 자기를 몰입시킨다. 자기가 그 풍경 속에 있고, 자연의 아름다움에 도취되어 있는 듯한 기분에 젖는 것이다.

이와 같은 방법이 습관적으로 행해지게 되면, 그림에 대한 감상의 안목이 크게 개발되어, 미술전에서 명화 앞에 서면 실로 즐거운 감상을 할 수 있게 된다. 또 가짜나 저급한 화가의 그림 등을 즉시 구분할 수 있게 된다. 단지 그림에 대한 감상 안목만이 아니라, 실제의 자연 속에 섰을 때 주위의 사물이 자기와 일체라는 실감을 가질 수 있게 된다.

이러한 심경을 일반적으로 무아(無我)의 경지라든가 망아(忘我)라 하는데, 결국 자아 의식에서 탈각하는 것이며, 이것을 〈허(虛)〉라고 한다. 앞에서 설명했던 〈무위(無爲)〉라는 것은 〈허〉로 된 후에 내부에서 일어나는 충동에 따르는 행위다.

### 신아(神我)로 만물을 본다

만물 일체감을 가지기 위한 또 하나의 방법은 같이 자아 의식을 내버리는 것이지만, 자아 대신에 신아 의식을 가지고 대상에 접근하는 방법이다. 신아에 대해서도 전장에서 상세히 설명하였지만, 인간에게는 자아와 신아라는 두 마음이 있는 것이 아니라, 의식이 자아에 고집하는 태도를 버리고 신아에 눈뜨는 것에 의하여 신아를 뚜렷이 나타낼 수 있는 것이다.

따라서 자아 의식으로 몸 안에 신아라는 것을 발견하려고 하는 노력은, 안경을 쓰고 있으면서 안경을 찾는 것과 같이, 참으로 어리석은 정력 소모에 지나지 않는다. 이것은 타물에 대해서도 말할 수 있는 것으로, 타물 속에서 신아를 발견하려고 하는 방식으로는 언제까지나 신아를 발견할 수가 없다.

선(禪)에 다음과 같은 문답이 있다.

조주 화상(趙州和尙)에게 어떤 수행 중인 중이 찾아와,

# 1. 만물일체(萬物一體)

"불교에서는 우주 만물에는 모두 불성(佛性)이 있다고 하는데, 그럼 저 개에게도 불성이 있습니까?" 하고 질문했을 때, 조주는 "그것은 있지" 하고 대답했다. 그런데 또 다른 수련중이 같은 질문을 하자, 이번에는 "없다"고 대답했다.

장자(莊子)에도 재미있는 이야기가 있다. 동곽(東郭)이 어느 날 장주(莊周)를 방문했다.

"소위 도(道)라는 것은 어디에 있습니까?"

이에 대해 장주가 답하였다.

"지렁이 속에 있습니다."

"그런 하등동물에도요?"

"기왓장에도 있습니다."

"점점 더 미천한 것이네요."

"오줌, 똥 속에도 있습니다."

동곽은 질려서 잠자코 있었다. 그때 장주가 다시 말했다.

"당신의 질문은 전혀 빗나가 있어요. 도는 보편적인 존재로서 고등도 하등도 없습니다."

조주나 장주는, 모든 존재는 신·기·정이 구체화된 것이며, 어떤 특정한 것 속에 〈불성〉이라는가 〈도〉라는 것이 숨어 있는 것이 아니라는 것을 말하고 있는 것이다.

신아도 인간 속에 '있다'는 것이 아니고, 우주 만물은 신·기·정의 발현체이며, 그것을 자각하는 마음, 그것이 신아 의식이다. 대상 중에 신아를 찾는다는 것은, 그것 속에 있는 〈신아〉를 찾는다는 것이 아니고, 그것을 신·기·정〔도〕의 발현체로서 인식하는 것을 말한다.

인식이라 해도 지(知)의 활동으로 구속되는 것은 아니다. 반대로 지의 작용을 말살하면, 그것이 신아 의식으로 이어진다는 것이다. 그 때문에 자아 의식을 낳는 근본이 되는 감각의 작용을 약화시키지 않으면 안 된다.

예를 들면 눈으로 상대의 외모를 보지 않는 일, 귀로 상대가 내는 소리나 말을 듣지 않는 일 등 5관이 포착한 것에 마음을 반응시키지 말고, 외형이 아니라 실질을 느끼도록 하는 것이다. 낮은 파동을 받는 수신 장치를 높은 파동을 포착하는 수신 장치로 바꾸는 것이다. 눈을 사용한다면 눈으로 빛을 보는 것이다. 사물이 눈에 보인다는 것은, 그 사물이 빛이라는 것이다. 외관은 빛의 변화이다.

형태에 구애됨이 없이, 그것을 나타내고 있는 빛을 알아내도록 하면, 대상에서 나오는 빛은 자기가 내는 빛과 합쳐서 우주의 빛을 형성하고 있는 것을 알게 된다. 마치 7가지 색이 태양의 빛을 만들고 있는 것처럼. 그렇게 하면 만물과 자기는 우주의 빛과 하나라는 것을 실감할 수 있다.

## 2. 선계(仙界)와 속계(俗界)

### 무용(無用)의 용(用) – 장자

목수의 우두머리인 석(石)이라는 사람이 제(齊)나라를 여행할 때의 일이다. 곡원(曲轅)이라는 지방을 지나고 있을 때, 신목(神木)으로 받들어진 커다란 상수리나무를 보았다. 그 나무의 크기는 그늘에 수천 마리의 소를 쉬게 할 수 있을 정도이며, 줄기는 백 아름, 높이는 산 높이와 비슷하여 지상 30미터부터 가지가 돋기 시작했고, 배를 만들 수 있을 정도의 가지가 수십 개나 뻗어 있었다. 이 거대한 신목을 구경하는 사람들로 그곳은 마치 장터처럼 북적대고 있었다.

그런데 석은 본 체도 않고 지나쳐 버리므로, 그의 제자가 다가서며 물었다.

"제가 선생님의 신세를 지기 시작한 이래 이렇게 훌륭한 목재는 본 적이 없습니다. 그런데 선생께서는 눈도 돌리지 않고 지나쳐 버림은 어이된 일이나이까?"

그러자 석이 답하여 말했다.

"관심 두지 마라. 말할 필요도 없다. 저건 아무 쓸모없는 나무다. 배를 만들면 가라앉고, 관을 만들면 금세 썩어 버리고, 가구를 만들면 쉽게 망가지고, 문을 만들면 수지(樹脂)투성이, 기둥으로 쓰면 곧 벌레가 생기는, 아무 소용도 없는 거목이다. 그래서 저렇게 크게 되었단다."

석이 여행길에서 돌아온 날 밤 꿈 속에 그 나무가 나타나 말하기를,

"너는 내가 쓸모없는 나무라고 했는데, 무엇에 비교하여 쓸모가 없다 하는가? 아마 사람에 대하여 쓸모없다 했을 것이지만, 과일나무는 열매가 익으면 모두 따 버려 수모를 받고, 큰 가지는 부러지고, 작은 가지는 절단당한다. 사람에게 쓸모가 있을수록 괴로움을 받아야 한다. 그러므로 천수(天壽)를 못 다하고 젊어서 죽어 버린다. 결국 스스로 원하여 세속에 밟혀지고 있는 것이다. 이 세상에 있는 것은 사람이나 물건이나 모두 그와 같은 일을 하고 있는 것이다. 때문에 나는 애써 인간의 쓸모에서 벗어나려 해 왔다. 천수가 다 되어 가는 지금에야 겨우 목적을 달성한 참된 생활을 할 수 있게 되었다. 만일 내가 쓸모 있는 나무가 되려고 했으면, 진생을 얻을 수 없었을 것이다. 너도 나도 자연의 사물이다. 너는 나를 쓸모없다 하는데, 내가 보면 너야말로 자기의 재능을 과시하며 자연물로서의 사명을 망각한 쓸모없는 인간이다. 그런 네가 나의 삶의 방식을 쓸모 있다 없다고 할 수 있겠는가?"

꿈에서 깨어난 석이 이 이야기를 제자에게 말했더니, 제자가 말했다.
"쓸모없다면 왜 신목이라 했을까요? 결국 쓸모 있는 게 아니겠어요?"
석은 제자를 달래며 말했다.
"그런 비판을 하지 마라. 그 나무는 자연을 따를 뿐이야. 누가 뭐라고 해도 자기 자신을 모르는 자들의 농담으로밖에 생각하지 않을 것이다. 비록 신목이 안 되었더라도 그 나무는 싫어할 리는 없었을 것이다. 세상의 상식으로 경솔하게 비평하는 것은 진리에서 멀어지는 것이다."

### 속계(俗界)에서 하지 않으면 안 되는 것

속계(俗界)는 선계(仙界)의 일부이다. 선계에도 여러 계층이 있는데, 그것을 통틀어 하나의 커다란 세계〔波動의 세계〕를 상정(想定)하면, 그 속에 속계라고 하는 극히 작은 세계가 포함되어 있는 것이다. 그러나 속계는 선계 속에 있는 것이므로, 당연히 속계도 선계의 일부이다.

그것은 마치 우주라고 하는 광대한 세계 중에 한국이라는 나라가 있는 것과 같고, 국경은 있으나 공기도 태양도 물도 한국 내에 존재하고 있는 것이며, 바다에 고무공을 띄운 것처럼 한국이 우주 속에 고립되어 있는 것이 아니라는 것과 같은 뜻이다.

그러므로 우리는 속계에 살고 있어도, 동시에 선계에도

제 6 장 선　계(仙界)

살고 있는 것이다. 다만 속계에 살고 있는 사람이 그것에 눈 뜨지 못하고, 속계 안에도 밖에도 보다 더 큰 무한의 세계가 있는 것을 믿지 않는다면, 그 사람들은 좁은 속계에만 살고 있는 것이 된다.

　속계가 전부라고 생각하는 사람은 속계를 보다 살기 좋은 세계로 만들려고 하는 것은 당연하지만, 동시에 속계에서만 사는 보람을 느끼고, 자아의 만족을 위하여 부와 명예, 권력

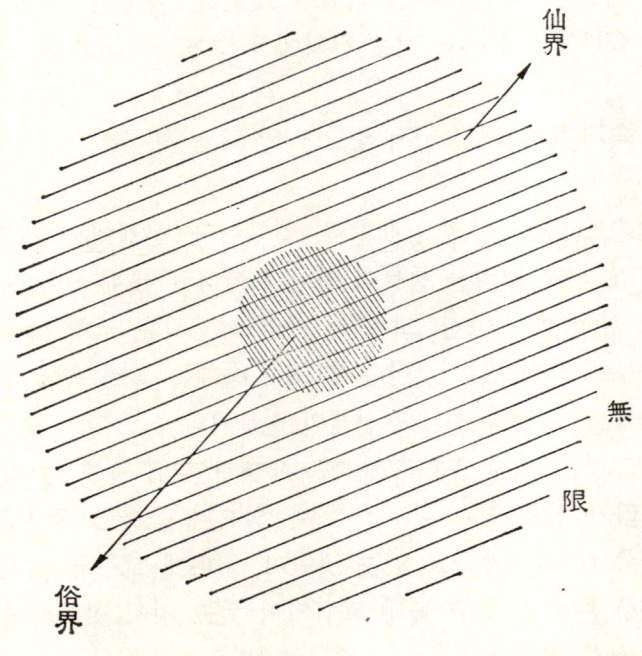

仙界와 俗界의 關係

## 2. 선계(仙界)와 속계(俗界)  277

을 추구하며, 육(肉)의 쾌락에만 몰두한다.

그러나 속계 이외에 선계라고 하는 광대한 조화의 세계가 존재한다는 것을 믿는 사람은 속계에서의 부나 권력, 명예가 선의 세계에는 하등의 가치가 없다는 것을 알고 있기 때문에, 서로 상처를 입을 만한 추악한 싸움까지 하면서 그것을 추구하려고는 하지 않는다.

또 속계의 쾌락이 선계에 대한 방해가 되는 것을 알고 있기 때문에 항상 억제하려고 노력한다. 그것은 사회 질서를 지키기 위해 만들어진 윤리 도덕이나 법률 규칙을 위한 것이 아니고, 선계라고 하는 자유로운 그리고 진정으로 평화로운 이상향(理想鄕)에 살고 싶다고 생각하기 때문이다.

다만 선계에 산다고 해도 동시에 속계에도 살고 있는 이상, 속계에 있어서의 의무는 이행하지 않으면 안 된다. 속계의 의무를 떠나서 심산에 틀어박혀 수행한다고 하는 것 등은, 이미 대체적인 의무를 마무리한 후는 별개로 하고, 속계에 사는 자로서 부끄러운 일이다.

속계의 의무란 자녀를 교육시키고, 주어진 의무를 수행하는 일이다. 직업의 종류나 지위 등은 아무래도 상관없다. 사장도 수위도 의무상으로는 하등의 경중이 없는 것이다. 수입은 생활을 지탱할 수 있을 정도로 족하고, 여분의 금전은 필요없다. 저축이 없으면 앞날이 불안하다고 생각하는 사람은 선계를 모르는 사람이다. 부호나 걸인도 같은 인간이다.

사회를 위해 도움이 되어야 하는 것은 필요하지만, 각자가 주어진 의무를 열심히 이행하는 것이 이미 사회에 도움이 되는 것이기 때문에, 그 이상으로 유용한 사람이 되려고 하는 것은 대부분의 경우 명성을 떨친다는 이익을 위한 것으로, 그것이 유용한 사람인지 아닌지는 '목수 석과 신목의 이야기'처럼 매우 의심스럽다.

인간의 제일 중요한 것은 신아를 현현(顯現)시켜 진생을 얻는다는 것이다. 거기서부터 인간의 진정한 일이 시작되는 것이다. 그것이 되어야 비로소 인류 뿐만 아니라 우주 전체에 대하여 진정 유용한 인간으로 되어지는 것이다. 그런 사람에게는 필요한 것은 무엇이든지 자연히 모이게 되고, 사랑과 조화된 환경이 만들어진다.

우리의 형체는 생명의 발현체이다. 생명은 보다 완전하게, 보다 풍부하게 발현되는 것을 추구하고 있다. 신아를 완전히 발현시키는 것은 무한한 힘을 얻는 것이다. 그 이상 우리가 해야만 할 일이 있을까?

### 실상파동(實相波動)과 상념파동(想念波動)

우주는 파동(波動)이다. 선계도 속계도 파동의 세계이다. 다만 그 파동의 진동율이나 내용이 다를 뿐이다. 우주의 파동은 유일 근원인 우주 원리에 기초하여 유동하고 있다. 이것이 자연의 법칙이다. 자연의 법칙은 만고불역(萬古不易)이다. 왜냐하면 우주 원리는 절대불변이기 때문이다.

그런데 우리가 사는 속계는 속계의 파동이 소용돌이치고 있다. 그것은 인간의 상념(想念)이 만든 파동이다. 과거 몇

## 2. 선계(仙界)와 속계(俗界)  279

억년간에 걸쳐서 생존한 인류가 그때그때 발생시킨 파동은 현실화를 반복하면서 두터운 상념의 파동층을 주위에 만들어놓고 있다. 이 상념의 파동층의 속을 속계라 하는 것이다.

인간은 도에서 발생된 신·기·정의 우주 파동에 의하여 지상에 태어나는 것인데, 그것이 상념의 파동층을 통과할 때 그 파동의 법칙에 지배된다. 이것이 인과〔칼마〕의 법칙이다.

그리고 지상에서 생을 누리게 되면서 인과의 법칙의 회전 속에서 탈출할 수가 없는 것이다. 우리가 현재 숙명이라고 하는 것도 실은 자연의 법칙이 아니라 스스로 만든 인과의 법칙이다.

인과의 법칙은 원래 잘못된 인간의 상념이 만든 인위적인 파동이지만, 헤아릴 수 없는 인류가 몇 억년이라는 긴 세월에 걸쳐 그때그때 방사하여 두텁디두터운 파동의 층을 쌓아 올리고 만 것이다. 개인의 힘으로는 도저히 타파할 수 없다.

그러나 그것이 인간을 불행하게 하고 있는 이상, 비록 전면적으로 탈출할 수 없더라도, 얼마간의 자유를 얻고 싶다고 누구나 생각할 것이다. 그런데 애석하게도 인류의 대부분이 최면술에 걸려 더욱더 상념의 파동층을 강하게 하는 결과를 빚고 있다.

셀 수 없을 정도의 인류 중에서 겨우 몇 사람의 선각자들이 우리에게 그것을 가르쳐 주고 있다. 동시에 그것을 돌파하여 직접 실상 파동〔自然의 法則〕과 연결시키는 방법도 가르쳐 주고 있다. 그 제일 확실한 방법은 연단(煉丹)에서 환허(還虛)에 이르는 행법이다. 그것은 2장에서 4장까지 상세히 설명한 대로, 신아(神我)를 구체적으로 고정하여 인과의 파동층에서 탈출하여 선계에 거주하는 방법이다.

그렇게까지는 못 가더라도, 신아를 현현하는 것에 의하여 몸의 기관을 정화하면 실상 파동(實相波動)을 수신할 수 있게 된다.

상념 파동(想念波動)의 층이 아무리 두텁고 견고해도, 여기에 수신 장치가 있으면 근원에서 나오는 실상 파동은 확실히 방해물을 꿰뚫고 도달한다. 왜냐하면 진동수가 다르기 때문이다.

인간은 소우주이다. 대우주에 있는 것은 모두 소우주에도 갖추어져 있다. 대우주의 실상 파동도 상념 파동도 인간 속에 있다. 소우주가 상념 파동을 내면, 대우주의 상념 파동이 감응한다. 이것이 자아(自我)이다.

그러나 인간에게는 처음부터 실상 파동의 장치가 갖추어져 있다. 이것을 활동시켜 실상 파동을 내면, 대우주의 실상 파동이 감응한다. 이것이 신아(神我)이다.

상념 파동 속에 사는 사람은 속계에 사는 사람이다. 그리고 실상 파동과 감응해 가며 사는 사람은 선계에 사는 사람이다. 속계에 살면서 상념 파동〔因果의 法則〕의 지배를 받지 않고, 실상 파동의 세계에 사는 것을 초속(超俗)이라 한다.

### 행(行)이란 무엇인가―행업일치(行業一致)

인간으로서 해야 할 최대의 일은 신아(神我)를 완전히 구현하는 것이다. 그 이외의 일은 말하자면 부속물이다. 왜냐하면 신아가 나타나오면 완전히 자유자재의 세계에 들어갈 수 있기 때문이다.

도(道)에서 나온 신·기·정이 결집하여 성명(性命)으로 되고 성명이 형체로서 구체화한 것이 인간이다. 그러므로 인간의 본성은 성명이다. 인간의 형체는 성명의 발현체이다. 성명은 형체를 통하여 작용하고, 보다 풍부하게, 보다 자유롭게 그 완전성을 발현하는 일을 추구하고 있다. 성명은 신아이다.

우리가 살아 있다고 하는 것은 성명이 발현하고 있다고 하는 것이다. 그런데 많은 사람들은 역으로 성명의 완전한 발현을 스스로 한정하고, 또는 왜곡하고 있다. 그 때문에 성명은 완전히 발현되지 않거나, 혹은 잘못된 형태로 발현하고 있다. 그것이 인간 불행의 원인이 되고 있는 것이다.

그러므로 인간의 행위는 신아를 바르게 완전히 발현하는 것이 아니면 안 된다. 이것을 〈행(行)〉이라 한다. 행은 반드시 제사(祭祀), 기도(祈禱) 등의 종교적 행위나 신심(身心)의 단련법만이 아니라, 일상의 업무나 생활 양식 등, 즉 생활상의 행위 전반에 걸쳐 있다.

그러나 행은 신아의 현현을 위하여 행하는 행위이기 때문에, 만일 그 행위가 역으로 신아의 발현을 제한하는 것이라면, 그것은 행이라 할 수 없다.

예를 들면 명성, 지위, 권력, 재물 등을 추구하는 행위, 남보다 뛰어나려고 경쟁하는 행위, 감정을 치우치는 행위, 과

신, 무자신, 열등감에서 일어나는 행위 등은 자기 한정의 행위이기 때문에 피하지 않으면 안 된다.

　일반적으로 행이라고 하는 행위 중에도 나쁜 것이 많이 있다. 우상 숭배에 의한 행위, 초능력의 악용, 편집적(偏執的) 신앙 등은 오히려 자기 한정을 일층 강화시킨다. 신흥 종교의 신자 중에 흔히 있는 일인데, 행법 또는 교의(敎義) 그 자체는 훌륭해도 그것을 맹목적으로 믿고 다른 것은 모두 악이라 생각하는 편견에 빠지는 경우는 가장 위험하다.

　선도의 행법은 신아 현현을 위한 수단이지만, 이것 또한 목적이 잘못되면 당연히 자기 한정이 되기 때문에, 각 행법의 목적, 기법(技法)을 잘 명심하고 행하지 않으면 안 된다.

　건강을 얻는다는 것을 유일한 목적으로 하고 행을 하는 사람이 있는데, 그런 사람은 성명이 완전하다는 것을 모르고, 자기는 병자라는 현재의 입장에 입각하여 행을 실천하기 때문에, 병이 낫지 않으면 실망하여 도중에 중지함으로써, 결국 무엇을 해도 효과가 없다. 신아가 현현하면 완전한 세계에 들어가므로 병 같은 것은 모르는 사이에 고쳐진 상태가 된다.

　일반 업무도 행의 일종이다. 현재 주어진 일은 신아를 현현시키기 위해 주어진 일로 생각하고 성실히 노력해야 할 것이다. 별도로 출세를 하려든가, 공적을 올릴 필요는 없다. 행으로서 노력하면 되는 것이다. 이처럼 행 또한 업과 더불어 신아 현현의 수단으로 생각하여 생활을 꾸려 나가는 것을 행업일치(行業一致)라 한다.

### 일상 업무와 행

어떤 행도 마찬가지이지만, 선도의 경우도 행은 하기 힘들다든가 시간이 없다는 사람이 많이 있다. 그 사람들의 말은 대개 다음과 같은 것이다.

살아가려면 돈이 필요하다. 돈을 벌려면 일하지 않으면 안 된다. 하루 시간의 대부분을 일에 빼앗긴다. 그러므로 행을 할 시간이 없다. 이 논리는 상식의 최면에 걸려 있기 때문이다. 그 문제는 제1장에서 다루었지만, 이 논리는 〈행〉이라는 것을 잘못 인식하고 있기 때문이다.

행은 건강이나 정신 안정에 필요한 방법이긴 하지만, 산다는 것에는 직접적인 관계가 없다. 살려면 우선 일을 해서 돈을 번다는 것이 일차적으로 필요하다는 논리이다.

행이란 그와 같은 삶에 대하여 2차적인 의미의 것은 아니다. 앞서도 말한 것처럼, 행은 넓은 의미에서는 글자 그대로 행위라는 것이다. 그중에서 진실한 삶의 방식에 마이너스가 되는 것은 빼고, 플러스가 되는 행위를 한다는 것이 행의 진정한 의미이다.

진실한 삶의 방식이란 신아를 현현한다는 것이기 때문에, 행은 신아를 현현하기 위한 수단이라는 것이 된다.

누구나 사는 이상 진실한 삶의 방식을 택하고 싶은 것이다. 그럼 그 경우 진실한 삶의 방식의 수단인 행이 2차적이고, 진실하지 않은 삶의 방식의 수단인 돈〔일〕이 1차적이라는 것은, 전적으로 주객전도(主客顚倒)의 논리가 아닐까?

　일상 생활을 버리고, 행만을 해야 한다고 말하는 것이 아니다. 이것은 앞서도 설명한 것처럼, 책임을 거의 다 마친 사람은 별문제로 하고, 적어도 속계에 사는 자에게는 부끄러운 것이다.

　내가 말하고자 하는 것은, 그리고 여러분이 올바로 인식해 주기 바라는 것은, 의무도 또한 일종의 행이라는 것이다.

　산다는 것은 생명 활동이다. 진실의 생명 활동이라는 것은 성명을 완전히 발현하는 일이다. 성명〔神我〕을 완전히 발현하면, 성명은 원래 완전무결한 것이기 때문에, 인간의 생명 활동은 무한하고 완전하게 되어, 질병이나 궁핍, 그 밖의 잡다한 부조화는 스스로 무산 소멸하고, 평화롭고 자유로우며 즐거운 인생을 얻을 수 있다. 그것이 인간의 진실한 삶의 방식이다. 이 진생을 실현하기 위해 선도의 행법도, 일상의 업무도 포함된 일체의 행위가 행해지지 않으면 안 된다.

　그런 의미에서 하루 24시간 모두가 행이다. 행과 신아를 현현시키는 것이기 때문에 업무도 행도 모두 신아의 입장에 입각하여 행하는 것—그것이 진실하게 사는 도, 즉 진생의 실현인 것이다. 그럼 참고로 행업일치(行業一致)의 생활법에 대하여 구체적인 예를 다음에 설명하겠다.

### 선계(仙界)의 하루

　먼저 아침에 눈을 뜨면 잠자리에서 〈조신수법(早晨修法)〉

을 행한다. 그것이 끝나면, 창가에 앉아서 〈복기법(服氣法)〉의 방식으로 우주 원기를 온몸에 집어넣는다. 동시에 이때, "나는 우주의 신·기·정과 일체다. 나는 신아이다"하고 실감(實感)을 넣어서 마음 속으로 선언한다.

배변, 세수는 선도의 방식〔排便法, 洗面法〕으로 한다. 다음에 아침 식사를 한다. 식사법은 점심, 저녁을 포함하여 〈흘반법(吃飯法)〉의 원칙〔四半天法, 半天法, 一天法〕에 따른다.

그리고 관청이나 회사에 근무하는 사람은 출근한다. 전철역이나 버스 정류장까지의 보행은 〈운보법(運步法)〉을 지킨다. 만나는 사람에게는 복장이나 외모에 신경을 쓰지 말고, 그 본질〔神我〕을 보려고 한다. 그러면 모든 사람, 모든 물건이 나와 같은 신아〔宇宙의 神·氣·精의 凝集體〕인 것을 간파하게 되고, 일체감이 생긴다. 안면 있는 사람에게는 주저없이 "안녕하세요"하고 말을 건다.

차가 도착하면, 앞을 다투어 승차하려고 하지 말고 되도록 나중에 타려고 한다. 차 내에서는 하단전(下丹田)에 의식을 집중시켜, 연단(煉丹)의 연습을 한다.

직장에 들어서면 자기에게 주어진 업무를 성실하게 한다. 일을 시작하기에 앞서 다시 한번 신아 의스을 확인하는 의미로, "나는 신아이다. 신아는 완전하므로, 나는 주어진 업무를 반드시 지장없이 해낼 수 있다"하고 마음 속으로 확실히 단언한다.

상사에게 의견을 말할 때나 회의 중에 발언하는 경우에는 직감적으로 생각한 것을 보탬 없이 요점을 말하도록 한다. 인기나 타산에 치우쳐서는 안 된다. 추종이나 반항 등 자아의식이 개입되는 일이 없도록 한다. 거기에다 틈을 두지 말 일이다.

"○○군!"하고 부르면 "네!"하고 대답한다. 거기에 의식은 개입하지 않는다. 그것이 신아이다. "○○군!"하고 부를 때, 그는 무슨 목적으로 나를 불렀을까 하고 생각하면, 이쪽에서 대답하는 식이 달라진다. 그것이 자아이다.

어느 편인지 판단하기 힘든 경우나 미로(迷路)에서 헤매는 경우에는, 신아라면 어떻게 할 것인가를 생각해 볼 일이다. 마음 속으로부터의 지시가 분명치 않을 때에는, 내심으로 확인해 보는 것도 좋으며, 또는 늘 애독하고 있는 성전(聖典)에 씌어진 성현의 언행에 따라, 성현들은 이런 경우 어떤 태도를 취했는지를 생각해 보는 것도 좋을 것이다.

정해지면 누가 뭐라고 하든 단호히 결정대로 실행한다. 결과를 두려워해서는 안 된다.

"운은 하늘에 맡기고, 할 바를 다하고 천명을 기다리면" 되는 것이다.

선계는 시공(時空)을 초월한 세계이다. 그러므로 과거도 미래도 없다. 과거, 현재, 미래라고 하는 시간 경과는 모두 인간이 정한 것이다. 현재라 해도 한순간 뒤에는 과거가 된다. 그렇다고 하면 현재도 없게 되는 것이다.

단지 현재 살고 있다는 사실이 있을 뿐이다. 지금 살고 있다는 사실이 영원히 계속되는 것이다. 그러므로 그 사실에

전 생명을 집중하면 되는 것이다. 지금 주어진 〈업무〉에 의식을 집중한다. 이것은 훌륭한 통각행(統覺行)이다.

### 뜻하지 않았던 손님

자가 영업을 하는 사람들에게 참고가 되기 위하여, 내가 알고 있는 사람의 이야기를 하겠다. 순이 엄마는 휴전 후 작은 밑천으로 조그마한 음식점을 차렸다. 음식에 경험이 없는데다 경영도 서툴어 단골 손님이 생기지 않아 애를 먹고 있었다. 그러던 중 영업은 거의 파멸 상태에 이르렀고, 빚마저 걸머지게 되어 해결 방법이 막연하였다.

순이 엄마는 고통 속에서도 늘 장사가 잘 되기를 소원하며 정성껏 빌고 있었다. 그러나 쓸쓸한 음식점에는 찾아오는 손님의 발길이 거의 끊겼다. 음식점 문 앞에 걸어 놓은 메뉴 표시의 붉은 천은 바람에 나부끼고 있었지만, 순이 엄마는 음식점에 딸린 방에서 갈피를 잡지 못하고 우왕좌왕하고 있었다. 그런데 문이 열리는 소리가 나는 듯싶어 입구 쪽을 바라보았을 때, 순이 엄마는 "앗!"하고 숨을 멈추었다. 〈여우〉가 음식점에 들어온 것이었다.

순이 엄마는 몇 번이고 눈을 비비고 잘 보았더니, 여우가 아니라 처음 보는 손님이었다. 그래서 순이 엄마가 정성을 다하여 성심껏 서비스를 한 것은 말할 것도 없다.

그 손님은 술 한 병과 안주 두서너 가지를 주문하고는 묵묵히 들었다. 다 들고 나더니 그는 느닷없이 "돈이 없으니

꾸어 달라"고 하는 것이었다. 순이 엄마는 설마하며 놀랐다. 그러나 소원에 보답하여 보내 준 손님이라 믿고 있었기 때문에 언짢은 기색을 감추고 돈을 꾸어 주었다.

그런데 다음날 저녁에, 그 손님이 또 찾아온 것이다. 이번에는 혼자가 아니고 친구와 둘이었다. 두 사람에 대한 순이 엄마의 접대는 더욱 정성이 깃들어 있었다.

그리고 또 그 다음날 저녁에는 세 사람, 그 다음은 다섯 사람, 이렇게 손님 수가 늘어, 영업은 번창하고, 이제는 일류 음식점이 되었다. 언젠가 늘 찾아오던 최초의 손님이 웃으며 이렇게 말했다고 한다.

"아주머니는 사람을 믿을 수 있는 분이다. 그러므로 서비스에도 성의가 있다. 내가 소개한 사람들도 모두 기뻐하고 있다."

순이 엄마는 기도에 의하여 신아(神我)가 현현(顯現)되어, 신아의 입장에 서서 손님을 대한 것이다. 신아가 되면 상대의 신아가 보인다.

"손님은 왕이다"라는 말이 있다. 자아 의식으로 보면 왕이라도 나쁜 것만 눈에 뜨인다. 그러나 신아 의식에 입각하면, 손님은 왕에서 신으로까지 보인다. 신에게 나쁜 데가 있을까?

**밤에 선계(仙界)에서 노닌다**

자아 의식은 표면 의식뿐이 아니다. 표면 의식은 이해득

## 2. 선계(仙界)와 속계(俗界)

실을 알고 있으므로 자기에게 불리한 행위는 억제한다. 그러나 잠재 의식은 이유 곡절의 판단력을 가지고 있지 않으므로, 표면 의식의 감시가 약해지면 비록 그것이 자기를 파멸로 이끌어 간다 해도 버젓이 현실화한다.

그러므로 의식을 자아에서 신아로 전환시키려면 잠재 의식을 전환시키는 것이 가장 효과적이다. 잠재 의식을 신아 의식으로 하는 방법은 앞에서도 설명한 대로, 전 의식을 (意識은 원래 하나이다) 신아로 통일하면 된다. 이것은 내관법(內觀法)이나 연단법(煉丹法)으로 하는데, 일상 생활 중에서 누구든지, 언제든지 할 수 있는 간단한 방법은 수면(睡眠)을 이용하는 것이다.

대뇌(大腦)는 휴식을 필요로 하는 것이기에, 일반인에게는 수면이 반드시 필요하다. 그러나 수면의 효용(效用)은 대뇌의 휴식 이외에 또 하나의 중요한 역할이 있다. 그것은 표면 의식이 잠자고 있는 동안에 선계에서 실상 파동(實相波動)을 받는다는 것이다.

수면으로 피로가 회복되고 다음날 아침 새로 태어난 것처럼 기운 있게 되는 것은 대뇌가 휴식하였기 때문이다. 단순히 대뇌의 휴식이 원기 회복의 원인이라 한다면, 대뇌의 활동이 적은 어린아이가 하루의 대부분을 잠자고 있고, 대뇌를 혹사하는 어른의 수면 시간이 적다는 것은 타당하지 않은 것이다. 수면이 왜 중요한 것인가를 알게 되면, 스스로 수면을 보다 효과적으로 하는 방법을 알게 된다.

나도 경험이 있지만, 악몽을 꾸거나 환청(幻聽)에 고민하는 사람은 수면이 두려워져 불면증(不眠症)에 걸린다. 이런 현상은 표면 의식의 휴식에 편승하여 자아 의식이 활동하며 나쁜 상념 파동을 감수하기 때문이다. 이렇게 되면 모처럼의 수면이 효과가 없고, 다음날 기운이 있어야 되는데 더욱더 피곤해진다.

　수면은 양〔시간〕보다 질〔내용〕이 중요하다. 요컨대 잠재 의식을 신아화시키지 않으면 실상 파동의 혜택을 받지 못한다. 바꾸어 말하면, 그것〔潛在意識의 神我化〕이 이루어질 수 있으면, 수면은 반드시 필요한 것은 아니라고 할 수 있다.

　잠자리가 편치 않고, 자리에서 이리저리 뒤척이며, 내일 어쩌나 하는 걱정으로 초조해 하는 사람이 있는데, 그것이야말로 우매하기 짝이 없다. 잠이 오지 않으면 자지 않아도 되는 것이다. 이런 때는 절호의 기회이므로, 잠자리에서 일어나 정좌하고, 연단법이나 내관법을 행하도록 한다.

　그리고 의식을 신아로 통일하는 것이다. 그러면 잠재 의식도 신아로 통일되어, 드디어는 수면을 불러들여 수면에 들어가면, 신아가 선계의 파동을 받아들여 원기를 충실하게 해준다. 단지 잠자리가 나쁜 경우만이 아니라, 잠자리에 들면 잠들기 전에 "나는 신아이다. 이제부터 선계에 가서 젊은 원기와 힘을 받아들이고 오겠노라"하고 선언하는 것이다.

　수면에 들어가기 전과 잠이 깨기 전에 반수반성(半睡半醒)이라는 상태가 있다. 표면 의식이 아직 완전히 휴식하지 않은 상태이다. 이 상태 때가 가장 효과가 있다. 이때를 이용하여 잠재 의식을 훈련하도록 한다.

이것은 흔히 말하는 암시나 최면술은 아니다. 의식의 전환법이다. 자기 한정이 아니라 한정에서의 해방이다. 따라서 "내 병은 낫는다"든가 "나는 부자가 된다"는 등 불완전을 전제로 한 한정적 암시를 주어서는 안 된다.

"나는 (또는 너는) 신아이다. 그러므로 완전하다. 필요한 것은 (仙界에) 모두 갖추어져 있다. 필요할 때에는 언제든지 받아 가지고 올 수 있다"하고 선언하는 것이다.

## 유토피아 – 선계의 현전(現前)

우리는 자연의 법칙에 의하여 지상에 태어났다. 자연의 법칙으로 태어난 이상, 자연의 법칙에 따라 사는 것은 당연한 의무이기도 하고 또 당연한 권리이기도 하다.

자연의 법칙이란 무엇인가? 한마디로 말하면 조화(調化)이다. 조화는 사랑의 행사(行使)이다. 사랑은 만물 일체라는 자각(自覺)에서 생겨난다. 만물 일체는 신아의 발현에 의해서 얻어진다. 이렇게 되면 신아의 발현이야말로 우리의 의무이다.

한 사람 한 사람이 신아를 발현하며 살아갈 때, 지상은 조화의 세계가 된다. 조화는 완전한 것이다. 완전하면 무한하다. 무한하면 자유롭다. 신체를 속박하는 어떤 법칙도 없고, 마음을 괴롭히는 하등의 장애도 없는 절대 자유의 천지에 사는 – 이것이 우리의 권리인 것이다.

"해하주(海河州)에 열고사(列姑射)라고 하는 산이 있다.

산상에는 신인(神人)이 있어 바람을 마시고, 이슬을 먹으며, 곡물은 일체 먹지 않는다. 마음은 깊은 샘과 같으며, 모습은 처녀 같다. 선인이나 성인이 신하(臣下)로 되어 있지만 사람들을 위협하거나 으시대지도 않으며, 성실하게 일하고 있다. 사람들은 특별히 시설이나 혜택을 받지 못하고 있으나, 사물은 자연적으로 충족하여 저축하거나 빼앗지 않는다. 그러므로 생활에 부자유는 절대로 없다. 음양(陰陽)은 항상 조화되고, 해와 달은 늘 밝다. 4계절은 순조롭게 바뀌고, 비바람은 알맞게 불거나 내리고, 동식물은 순조롭게 자라며, 매년 풍년이 계속된다. 생물에는 병이 없고, 사람도 젊어서 죽는 일이 없다. 사물에 어떤 탈도 없고, 영(靈)의 거슬림도 없다."

우리는 본래 일부 특권자에 예속되거나 누군가에게 봉사하거나 하는 의무는 없고, 사람 각자의 재능에 따라 일하며, 자유로이 즐겁게 살 권리를 가지고 있다. 물론 이것은 사람뿐 아니라, 자연을 구성하고 있는 만물에 대해서도 말할 수 있는 것으로, 서로 남의 권리를 무시하는 것을 용서치 않는다. 또한 그런 일은 있을 수 없다. 왜냐하면 자연의 법칙은 사랑과 조화이므로, 모두가 자연에 따르는 한, 서로 이해가 상반되는 일은 일어나지 않기 때문이다.

알지 못하는 사람은 그것을 가공적(架空的) 이상향(理想鄕)이라고 웃을지 모르지만, 이와 같은 세계는 과거에 10억년이나 계속되어 있다. 현재도 또한 우리의 마음 속에 살아 있는 것이다. 대개 인간이 상상할 수 있는 것은 마음 속에 있기 때문이며, 마음 속에 있는 것은 반드시 현실화한다. 다만 그것을 현실화하기 위한 노력이 필요할 뿐이다.

 노력이라 해도 그와 같은 세계를 빌딩을 세우듯이 인간의 힘으로 만드는 것은 아니다. 사람의 지혜를 초월한 우주력이 만들어 주는 것이다. 아니, 이미 수십억년 전부터 만들어져 있는 것이다. 우리가 신아가 되면 지금 당장이라도 눈앞에 나타나는 것이다.

 그러므로 인간은 속계에서 큰 일을 할 필요가 없다. 명성이나 지위를 얻을 필요도 없다. 지력(知力)이나 권력, 재력을 쌓을 필요도 없다. 그러한 것들이야말로 가공적 환상이고, 이상향은커녕 개인의 행복을 만드는 재료도 되지 못한다.

 오로지 우리들 한 사람 한사람이 신아를 현현하고, 신아의식을 가지고 살면 되는 것이다. 그것이 이상향을 현실화하는 유일무이(唯一無二)의 방법이다.

|  |
|---|
| 편역자와의<br>계약으로<br>인지생략 |

氣功의 세계 ④
건강과 氣功　　　　　　　　　　값 15,000원

1996년 6월 25일　제2판제1쇄인쇄
1996년 6월 30일　제2판제1쇄발행

　　　　편역자　한 국 선 도 학 회
　　　　펴낸이　박　　덕　　호

　　　　펴낸곳　명　　지　　사

　　　서울특별시　동대문구　장안동 369-1
　　　등　　록：1978. 6. 8. 제5-28호
　　　전　　화：243-6686 · FAX 249-1253
　　　사 서 함：서울청량우체국사서함 제154호
　　　대체구좌：010983-31-1742329

ISBN 89-7125-110-7 03690　　＊잘못된 책은 바꾸어 드립니다.